Lokesh J. Sharma
Hiral Parikh
Shilpa Duseja

Nanotecnologia em periodontia e implantodontia

Lokesh J. Sharma
Hiral Parikh
Shilpa Duseja

Nanotecnologia em periodontia e implantodontia

Tradução clínica de última geração

ScienciaScripts

Imprint

Cover image: www.ingimage.com

This book is a translation from the original published under ISBN 978-620-7-99494-6.

Publisher:
Sciencia Scripts
is a trademark of
Dodo Books Indian Ocean Ltd. and OmniScriptum S.R.L publishing group

120 High Road, East Finchley, London, N2 9ED, United Kingdom
Str. Armeneasca 28/1, office 1, Chisinau MD-2012, Republic of Moldova, Europe
Printed at: see last page
ISBN: 978-620-8-13042-8

Índice

INTRODUÇÃO

O tamanho não define a grandeza, muitas vezes as surpresas vêm em embalagens pequenas.[111]

Ogle OE

"Temos de ser capazes de fabricar coisas, temos de ser capazes de analisar coisas, temos de ser capazes de lidar com coisas mais pequenas do que alguma vez se imaginou, de formas nunca antes feitas".[2]

Winfred Phillips, DSc

"Os domínios emergentes da ciência, da engenharia e da tecnologia à escala nanométrica, que permitem trabalhar a nível molecular, átomo a átomo, para criar grandes estruturas com propriedades e funções fundamentalmente novas, estão a conduzir a uma compreensão e a um controlo sem precedentes dos blocos de construção básicos e das propriedades das coisas naturais e artificiais".[3]

Dr. Edward Reifman, Dentista Nanotecnológico

A nanotecnologia é uma ciência que trata das propriedades físicas e bioquímicas dos materiais e das suas constituições à escala nanométrica.[1]

DEFINIÇÃO DE NANÓMETRO

Nano deriva de vavoc, a palavra grega para anão, e é normalmente combinada com um substantivo para formar palavras como nanómetro, nanotecnologia ou nanorrobô. Um nanómetro é 10^{-9} metro, ou seja, um bilionésimo de metro. Uma vez que não é fácil visualizar a escala do nanómetro, é útil fazer uma comparação com conceitos e objectos de dimensões apreciáveis. Se a altura de um ser humano médio fosse aumentada e esticada da Terra até à Lua, então cada um dos átomos dessa pessoa teria aproximadamente o tamanho de uma bola de basebol (cerca de 10 cm de diâmetro). Um nanómetro seria então cerca de cinco bolas de basebol seguidas.

Rocco MC, em 2003, afirmou que um nanómetro (nm) é igual a um bilionésimo de metro, ou seja, aproximadamente a largura de 6 átomos de carbono ou 10 moléculas de água. Um cabelo humano tem cerca de 80.000 nm de largura e um glóbulo vermelho tem cerca de 7.000 nm de largura. Os átomos são mais pequenos do que 1 nm, enquanto muitas moléculas, incluindo algumas proteínas, variam entre 1 nm e mais[4] .

Para utilizar outra analogia, uma mancha com um décimo de milímetro de diâmetro é pouco visível a olho nu. Uma única célula tem um diâmetro de aproximadamente 20 micrómetros (ou um décimo quinto de milímetro), ou seja, cerca de cinco vezes mais pequeno do que o visível a olho nu. O núcleo de uma célula tem cerca de 8 micrómetros de diâmetro. Um nanorrobô típico transportado pelo sangue terá aproximadamente 1 micrómetro de diâmetro, ou seja, oito vezes mais pequeno do que o núcleo de uma célula. Mesmo com este tamanho, um nanorrobô esférico pode conter dezenas de milhares de milhões de átomos.

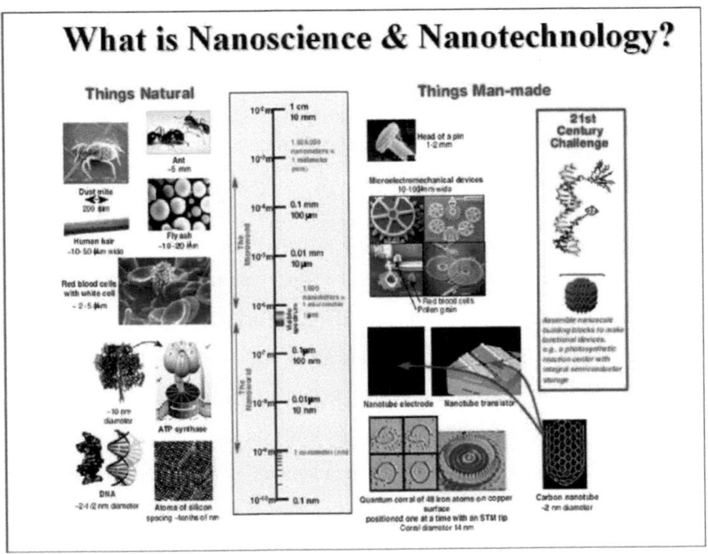

Figura 2: Nanociência e nanotecnologia

A nanotecnologia é uma nova e excitante área da ciência com um potencial significativo para produzir uma nova geração de ferramentas e dispositivos clínicos tecnologicamente avançados para os cuidados de saúde oral. A nanotecnologia envolve a manipulação da matéria a nível molecular, incluindo moléculas individuais e as interações entre elas. A nanodentistry dará uma nova visão aos cuidados de saúde oral abrangentes, uma vez que as tendências actuais da saúde oral têm vindo a mudar para uma intervenção mais preventiva do que um procedimento curativo e restaurador. Será de grande ajuda para os dentistas que praticam a medicina dentária convencional e a quatro mãos. [5]

A nanotecnologia é um desenvolvimento relativamente recente na investigação científica. Mas o desenvolvimento do seu conceito ocorreu durante um período de tempo mais longo. A nanotecnologia, tal como o termo é utilizado e definido atualmente, não difere da utilização básica para a qual os materiais foram utilizados na ciência há muito tempo, em diferentes países e em diferentes aplicações

Gambhir et al, em 2013, citaram que a nanotecnologia oferece avanços em todos os domínios da atividade humana, nomeadamente na eletrónica, na indústria, nas telecomunicações, nas ciências do ambiente, etc. O domínio da nanotecnologia tem um potencial notável que pode trazer melhorias consideráveis para a saúde humana, uma melhor utilização dos recursos naturais e uma redução da poluição ambiental. Desde a década de 1990, a nanotecnologia tem sido explorada para potenciais aplicações médicas e dentárias [6]. [6] A nanotecnologia é promissora para diagnósticos avançados, administração de medicamentos específicos e biossensores. A medicina dentária está a sofrer mais uma mudança para beneficiar a humanidade, desta vez transformando-se em nanodontologia. Foi estudada uma variedade de nanoestruturas, tais como nanorrobôs, nanoesferas, nanofibras, nanobastões, etc., para várias aplicações em medicina dentária e medicina.

Os nanorrobôs são normalmente dispositivos com dimensões entre 0,1 e 10

micrómetros e construídos com componentes à escala nanométrica ou molecular.

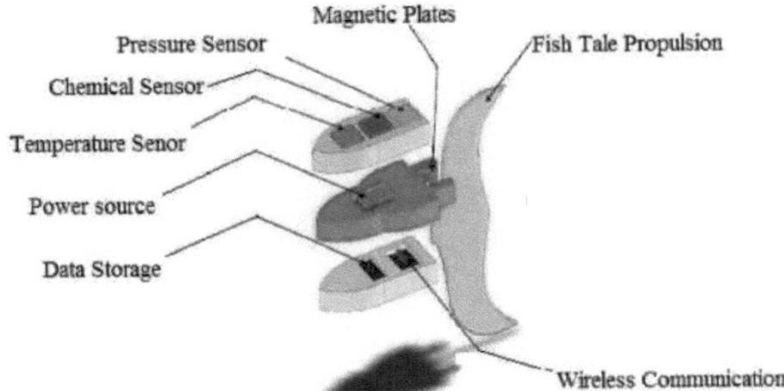

Figura 3: Nanorrobô

Nanoesferas - As nanoesferas são partículas esféricas de dimensões nanométricas. A montagem da proteína amelogenina em nanoesferas fornece o suporte para a nucleação e crescimento inicial dos cristais de apatite do esmalte.

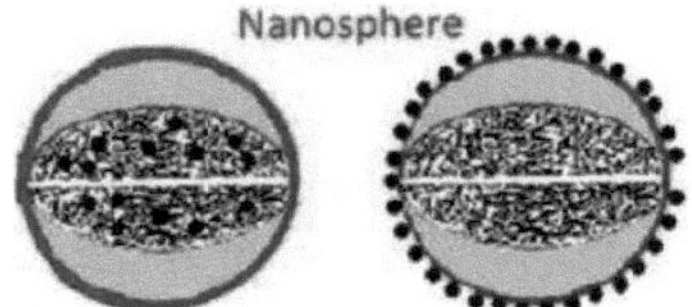

Figura 4: Nanosfera

Os nanobastões são partículas em forma de bastão com diâmetros que variam tipicamente entre 15 e 50 nm. Nanómetros de ouro, mas cada tamanho individual depende do número de vezes que passou pelo seu ciclo de replicação, ou seja, das suas "gerações". Tem potenciais aplicações terapêuticas como o grupo de átomos.

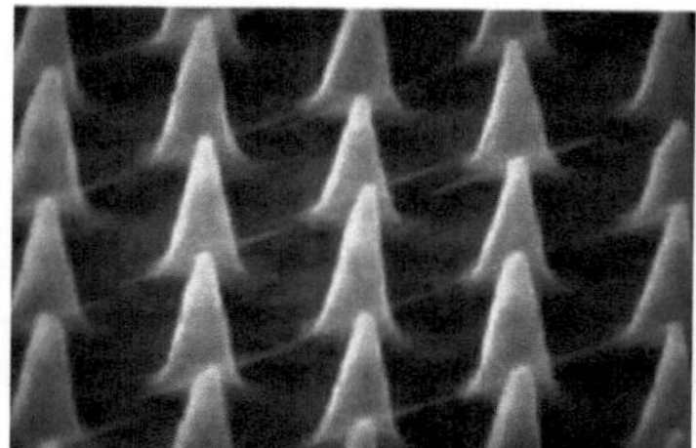

Figura 5: Nanobastões

As nanofibras têm menos de 100 nm de diâmetro, incluindo nanobastões, nanoplaquetas, nanotubos, nanofibrilhas e fios quânticos, que são outros dos principais nanomateriais que estão a ser amplamente explorados para várias aplicações, entre as quais a gestão das doenças periodontais poderia ser um alvo principal.

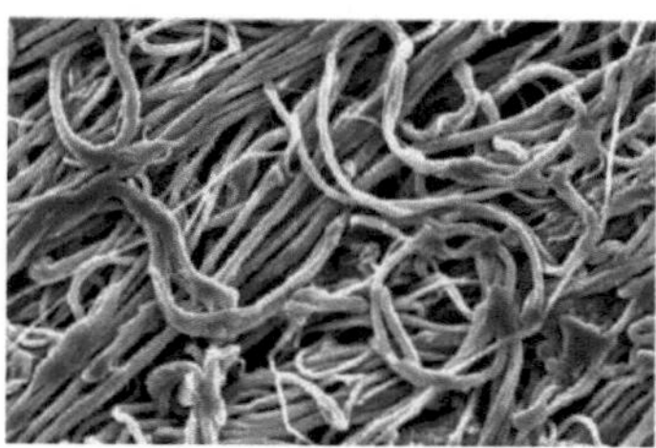

Figura 6: Nanofibras

A medicina dentária preventiva também utilizou a nanodentística para desenvolver os nanomateriais a incluir numa variedade de produtos de saúde oral. No entanto, devido à insuficiência de provas sobre os potenciais perigos para a saúde humana e o ambiente, a nanotecnologia tornou-se uma questão controversa. Está documentado que os nanomateriais podem entrar no corpo humano através de várias vias e podem constituir uma ameaça para a saúde humana ao interagirem com o ADN. A nanotecnologia tem tido um impacto maior na medicina dentária de restauração no aspeto material. As principais áreas de aplicação na medicina dentária de restauração são as seguintes Resinas compostas restauradoras preenchidas com nanopartículas, agentes de ligação preenchidos com nanopartículas, cimentos de ionómero de vidro preenchidos com nanopartículas, tratamento da hipersensibilidade dentinária e remineralização da estrutura dentária, selantes endodônticos, desinfeção dos canais radiculares.[7]

A tecnologia molecular está orientada para se tornar a tecnologia central subjacente à medicina e à medicina dentária do século XXI. O corpo humano é constituído por moléculas; por conseguinte, a disponibilidade da nanotecnologia molecular permitirá um progresso dramático na resolução de problemas médicos e utilizará o conhecimento molecular para melhorar a saúde humana à escala molecular.

A nanotecnologia é muito mais do que o estudo de coisas pequenas, é a investigação e o desenvolvimento de materiais, dispositivos e sistemas que exibem propriedades físicas, químicas e biológicas diferentes das encontradas em grande escala. Assim, a nanotecnologia pode ser melhor entendida como um vasto conjunto de tecnologias de diversos domínios, como a física, a ciência dos materiais, a engenharia, a química, a bioquímica, a medicina e a ótica - cada uma das quais pode ter caraterísticas e aplicações diferentes.

A ideia básica da nanotecnologia é utilizar átomos e moléculas individuais (tais como polímeros, cristais, fármacos e proteínas) que são fabricados a um nível fundamental (desde os seus átomos até ao nível molecular) e a forma como os seus arranjos moleculares podem ser alterados para reformar as propriedades macroscópicas de um material.

A nanotecnologia é uma tecnologia emergente que procura explorar os diferentes avanços tecnológicos que controlam a estrutura dos materiais a uma escala dimensional reduzida, aproximando-se das moléculas individuais e dos seus agregados ou estruturas supramoleculares.

Prevê-se que a manipulação e a utilização de materiais à escala nanométrica sejam os principais motores do crescimento económico e do desenvolvimento neste século.

Ensansya ali et al, em 2015, afirmaram que a nanotecnologia, enquanto disciplina, se expandiu rapidamente em todos os domínios da ciência, uma vez que oferece formas alternativas significativas de resolver questões e problemas científicos e médicos. A nanotecnologia é um ramo da tecnologia que trabalha com dimensões inferiores a 100 nm. Abrange objectos como os vírus, com cerca de 100 nm, até às moléculas de glicose, com cerca de 1 nm. Por conseguinte, está muito interessada em estruturas à escala molecular e atómica. [8]

As nanotecnologias são um dos dois factores mais importantes da revolução científica que marca o início do novo milénio. Tal como as biotecnologias, as nanotecnologias são o resultado de uma nova abordagem interdisciplinar de velhas questões tecnológicas que vão do fabrico de dispositivos à conversão de energia, da deteção à amplificação e transmissão de sinais. A descoberta de comportamentos físicos e químicos inesperados da matéria à escala nanométrica abriu caminho a uma série de explorações.

O comportamento global das nanoestruturas pode ser resumido da seguinte forma:

(1) As nanoestruturas podem entrar no corpo através de seis vias principais

- Intravenosa
- Dérmico
- Subcutâneo
- Inalação
- Intraperitoneal
- Oral

(2) A absorção pode ocorrer quando as nanoestruturas interagem pela primeira vez com os componentes biológicos (ou seja, proteínas, células).

(3) Posteriormente, podem distribuir-se por vários órgãos do corpo e podem permanecer os mesmos estruturalmente, ser modificados ou metabolizados.

(4) Entram nas células do órgão e residem nas células durante um período de tempo desconhecido antes de saírem para se deslocarem para outros órgãos ou para serem excretados.

A nanotecnologia é a produção de materiais e estruturas funcionais à escala nanométrica utilizando vários métodos físicos e químicos. Atualmente, o desenvolvimento revolucionário da nanotecnologia tornou-se uma disciplina científica e tecnológica altamente dinâmica. A Iniciativa Nacional de Nanotecnologia dos EUA define a nanotecnologia em termos de três requisitos:

1. Desenvolvimento de tecnologias aos níveis atómico, molecular ou macromolecular, na escala de comprimento de 1-100 nm.

2. Criação e utilização de estruturas, dispositivos e sistemas com propriedades e funções inovadoras devido à sua dimensão pequena e/ou intermédia.

3. Capacidade de controlar ou manipular à escala atómica/molecular.

Assim, o termo nanotecnologia deve implicar um elevado grau de controlo e planeamento. O grande interesse pela utilização de nanomateriais deriva da ideia de que estes podem ser utilizados para manipular a estrutura dos materiais, de modo a melhorar drasticamente as suas propriedades químicas, mecânicas e ópticas.

Durante a última década, a utilização de nanopartículas tornou-se muito popular na conceção e desenvolvimento de muitos materiais dentários, uma vez que podem proporcionar uma combinação única de propriedades. De longe, a maior aplicação tem sido em compósitos dentários, embora também tenham sido comercializados vários sistemas adesivos únicos contendo nanopartículas. Todas as propriedades têm uma escala de comprimento crítica e, ao utilizar blocos de construção mais pequenos do que a escala de comprimento crítica - como as nanopartículas - é possível tirar partido da manifestação da física em tamanhos pequenos. Um exemplo disto é a dispersão da luz. Uma vez que as nanopartículas têm dimensões muito inferiores ao comprimento de onda da luz visível (400-800 nm), não podem dispersar essa luz específica, resultando na incapacidade de detetar as partículas a olho nu. Isto tem implicações tremendas para o controlo das propriedades ópticas dos materiais que contêm estas partículas.

Por fim, como as propriedades dos materiais se alteram frequentemente de forma significativa na sequência da passagem do micro para o nano na escala em que se encontram os limites críticos, nasceu um novo domínio para explicar estes fenómenos bastante estranhos, denominado nanociência, e a aplicação das suas descobertas é conhecida como **NANOTECNOLOGIA.**

HISTÓRIA DA NANOTECNOLOGIA

A razão da omnipresença da palavra "Nano" como um dos prefixos mais atractivos na ciência contemporânea dos materiais é mais simples do que parece. Nomeadamente, o progresso da hamanidade está subjacente a um aumento contínuo da sensibilidade das interações humanas com o seu ambiente físico.

Com a evolução das sociedades humanas, o comprimento crítico dos dispositivos funcionais de ponta passou da escala do milímetro para a do micrómetro para a do nanómetro. Com a capacidade científica de controlar processos físicos à escala nanométrica, entrámos na era da investigação e aplicação de fenómenos à escala nanométrica.

Não se sabe ao certo quando é que os seres humanos começaram a tirar partido dos materiais nanométricos. Sabe-se que, no **século IV d.C., os fabricantes de vidro romanos** fabricavam vidros com nano-imateriais. Um artefacto deste período chamado "Taça de Licurgo" está presente no Museu Britânico em Londres.

A importância potencial dos aglomerados foi reconhecida pelo químico irlandês **Robert Boyle** no seu "**Skeptical chymist**" publicado em **1661**.

A primeira menção de alguns dos conceitos distintivos da nanotecnologia foi feita em **1867** por **James Clerk Maxwell**, quando propôs como experiência de pensamento uma entidade minúscula conhecida como "Demónio de Maxwell", capaz de manipular moléculas individuais.

GERAÇÕES DE DESENVOLVIMENTO DA NANOTECNOLOGIA][10]

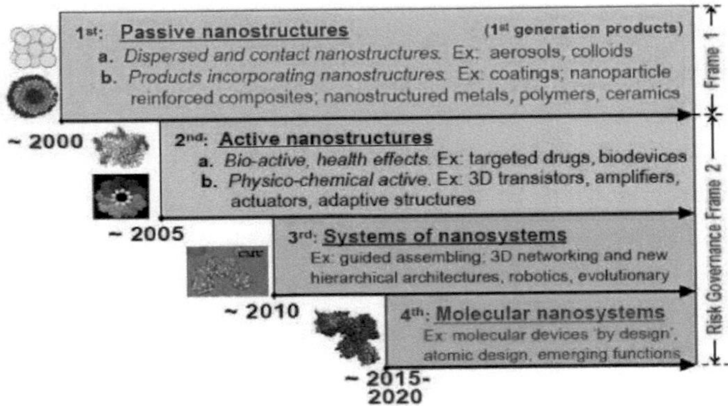

Mihail Roco, da Iniciativa Nacional de Nanotecnologia dos EUA, descreveu **quatro gerações de desenvolvimento da nanotecnologia**, de acordo com a sua complexidade e dinâmica crescentes:

1. Produtos de primeira geração/nanoestruturas passivas: são os materiais concebidos para executar uma tarefa. Nanoestruturas dispersas e de contacto como colóides e aerossóis ou produtos que incorporam nanoestruturas como revestimentos, nanopartículas, polímeros nanoestruturados e cerâmicas.

2. Produtos de segunda geração/nanoestruturas activas: trata-se de introduzir nanoestruturas activas com múltiplas funções. Quer sejam bioactivas e produzam efeitos na saúde, como dispositivos de administração de medicamentos e bio-dispositivos, quer sejam físico-químicas activas, como as estruturas adaptativas.

3. Produtos/nanossistemas de terceira geração: são nanossistemas com milhares de componentes que interagem entre si. A montagem guiada e a robótica representam o seu exemplo evolutivo.

4. Os produtos de quarta geração/nanossistemas moleculares são nanossistemas integrados que formam dispositivos moleculares por conceção,

conceção atómica e função emergente dos nanossistemas desenvolvidos.

As primeiras observações e medições de tamanho de nanopartículas foram efectuadas durante a primeira década do século XX. Estão sobretudo associadas a Richard Zsigmondy, que efectuou um estudo pormenorizado de solues de ouro e outros nanomateriais com dimensões até 10 nm ou menos. Em **1914**, publicou um livro intitulado "Colloids and The Ultra-microscope - A Manual of Colloid Chemistry and Ultramicroscopy". Utilizou o ultramicroscópio que emprega o campo escuro para ver partículas com tamanhos muito inferiores ao comprimento de onda da luz. Zsigmondy foi também o primeiro a utilizar explicitamente o nanómetro para caraterizar o tamanho das partículas. Determinou-o como 1/1000000 de milímetro. Desenvolveu o primeiro sistema de classificação baseado no tamanho na gama do nanómetro.[11]

A visão da nanotecnologia foi introduzida em **1959** pelo falecido físico nobre **Richard P. Feynman**, num discurso proferido durante um jantar numa reunião anual da Sociedade Americana de Física no Caltech, que afirmou: "There Is Plenty Of Rooms At Bottom" (Há muito espaço no fundo) e propôs a utilização de máquinas-ferramentas para fabricar máquinas-ferramentas mais pequenas, que por sua vez serão utilizadas para fabricar máquinas-ferramentas ainda mais pequenas, e assim sucessivamente até ao nível atómico. Previu as técnicas que poderiam ser utilizadas para fabricar circuitos integrados em grande escala e os efeitos revolucionários que a utilização destes circuitos teria na computação. Falou do fabrico de máquinas para sequenciar genes através da leitura de moléculas de ADN. Previu a utilização do microscópio eletrónico para escrever grandes quantidades de informação em áreas muito pequenas. Falou também da utilização de máquinas mecânicas para fabricar outras máquinas com precisão crescente. Falou da exploração das interações de spins quantizados, uma espécie de "lógica de spin", que só agora está a ser estudada.[12]

A primeira utilização do termo nanotecnologia foi feita por **Norio Taniguchi** que, em **1974**, deu uma palestra em que descrevia a forma como a precisão dimensional com que fabricamos as coisas tinha melhorado ao longo do tempo. Estudou os desenvolvimentos nas técnicas de maquinagem durante o período de 1940 até ao início da década de 1970 e previu que, no final da década de 1980, as técnicas evoluiriam de tal forma que seria possível obter precisões dimensionais superiores a 100 nm. Aplicou a este facto o termo "nanotecnologia".[13]

Mais tarde, o **Dr. K. Eric Drexler**, licenciado pelo MIT, pegou no conceito de Feynman de mil milhões de pequenas fábricas e acrescentou a ideia de que estas poderiam fazer mais cópias de si próprias, através do controlo de um computador em vez do controlo por um operador humano, no seu livro **de 1986 Engines of Creation: The Coming Era of Nanotechnology**, para popularizar o potencial da nanotecnologia.

O termo **"Nano-dentistry"**, introduzido pela primeira vez em **2000** pelo investigador **Robert Freitas**, prevê que os desenvolvimentos nanotecnológicos permitirão aos consumidores de produtos dentários alcançar uma saúde oral óptima através da utilização de nanomateriais, engenharia de tecidos e nanorrobótica dentária. Embora a utilização rotineira de robôs dentários para identificar e destruir bactérias patogénicas no sulco periodontal possa estar a muitos anos de distância, a utilização da nanotecnologia na área dos materiais dentários está agora a tornar-se o estado da arte.[14]

DOMÍNIOS DA NANOTECNOLOGIA

Essencialmente, há duas áreas principais de investigação em nanotecnologia. Ou seja, a criação de computadores e outros dispositivos à escala nanométrica, frequentemente designada por "nanotecnologia evolutiva", e a criação de materiais superiores ou o melhoramento de materiais não existentes, frequentemente designada por "nanotecnologia incremental".

A. NANOTECNOLOGIA EVOLUTIVAt][71]

Essencialmente, a nanotecnologia evolutiva é o desenvolvimento de materiais ou dispositivos "inteligentes". É opinião generalizada em muitas comunidades científicas que o maior potencial será alcançado através de robots. Obviamente, esta investigação tem implicações para os computadores. **Cyril et al (2008)** estão atualmente a analisar o potencial de criação de transístores à escala nanométrica, o que melhoraria radicalmente a velocidade de processamento dos nossos computadores, que a nossa sociedade tanto deseja, e reduziria o tamanho dos nossos computadores. Isto teria implicações enormes, especialmente no nosso mundo móvel. Os computadores poderão ser ainda mais pequenos e mais potentes e abrirão caminho aos nano-robôs. A robótica em geral já está a tornar-se muito mais pequena em tamanho e a aumentar rapidamente em complexidade. Os nano-robôs ou nanobots serão o passo em frente em relação à nossa utilização atual de robôs. Atualmente, os robôs mais pequenos medem milímetros e continuam a diminuir de tamanho. Um robô é fundamentalmente mais pequeno do que "A Ilha" para fazer uma "Análise Sinóptica do Cérebro" ou, mais basicamente, para identificar as nossas doenças atualmente "difíceis de identificar", como a malária ou o VIH, nas suas fases latentes. Os nanobots podem mesmo ser concebidos para libertar substâncias químicas para arrastar actividades suspeitas ou mesmo células cancerosas, que podem depois ser vistas através de um scanner e outros testes podem ser feitos para determinar a natureza da perturbação.

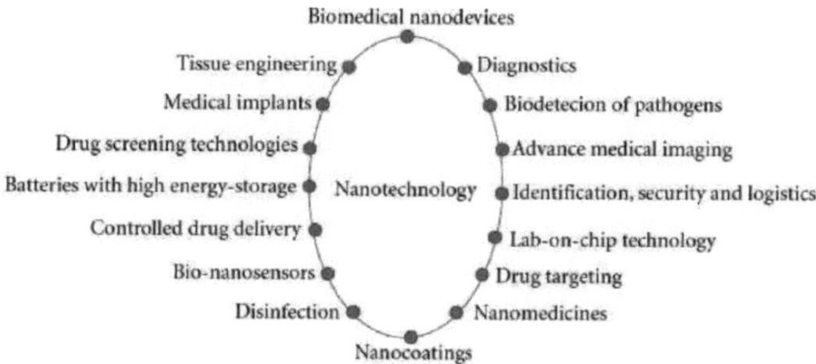

Schematic illustration of nanotechnology revolutionizing biomedical sciences.

Para além de monitorizar o corpo, os nanobots podem ser utilizados para destruir ativamente os agentes patogénicos, actuando de forma semelhante aos linfócitos ou fagócitos. Os nanobots poderiam ser concebidos para visar células e antigénios específicos e, em seguida, ligar-se a eles para libertar substâncias químicas a fim de destruir as células, ou concebidos para os destruir fisicamente. Isto poderia até ser feito para atingir células cancerígenas.

Poderá ser criado um sistema de administração de medicamentos simples mas eficaz para administrar os medicamentos no alvo e aumentar a sua eficácia. Os nanodispositivos podem ser concebidos com um sistema de reconhecimento para libertar substâncias químicas quando reconhecem o alvo, que pode ser um agente patogénico. Isto poderia estabelecer um método eficaz de alívio da dor, visando um local específico e libertando um químico para desativar os receptores da dor. Esta intervenção ajudará a combater os efeitos secundários adversos, uma vez que apenas o alvo será afetado e os medicamentos anteriormente não utilizados, devido aos seus efeitos secundários, poderão ser administrados através deste método. Mesmo os produtos químicos tóxicos podem ser utilizados para combater doenças persistentes, se o sistema de entrega for suficientemente eficaz, uma vez que apenas será necessária uma quantidade muito pequena e o corpo será capaz de lidar com ela posteriormente, o que até tem potencial para destruir células cancerígenas.

Um robô, dotado de asas e de sistemas sensoriais e informáticos adequados, poderia ser criado para transportar uma pequena câmara de espionagem. Esta possibilidade já está a ser explorada pelo exército americano, sob a forma de uma Spy Fly, que poderia ser utilizada para espiar quaisquer posições ou entrar em "locais de difícil acesso". Graças ao seu design discreto, poderia ser confundida com uma mosca. Este dispositivo poderia ser equipado com uma lente de infravermelhos para alargar a sua utilidade, mesmo para os serviços de salvamento de emergência para encontrar pessoas presas.

Mais recentemente, os cientistas descobriram uma forma de, utilizando nanotubos de carbono, fazer com que as bactérias se aglomerem em pequenos aglomerados "peneiráveis". Os investigadores descobriram que, ao revestir os nanotubos com açúcar, podem prender bactérias potencialmente mortais, como o famoso "Burger bug", em grupos que podem ser filtrados para fora das águas residuais. Isto melhoraria os nossos métodos de gestão dos esgotos e melhoraria a saúde. Este método está atualmente a ser testado para detetar eventuais efeitos secundários, como a toxicidade, e poderá ser posto em prática muito em breve.

B. NANOTECNOLOGIA INCREMENTAL

Este domínio da nanotecnologia diz respeito aos materiais. Os nossos materiais actuais têm as suas limitações, especialmente na relação resistência/peso. Por conseguinte, continuamos à procura de materiais melhores, mais fortes, mais leves e mais resistentes. A nanotecnologia incremental procura criar materiais superiores através da manipulação da estrutura molecular. Esta investigação é de particular interesse e relevância para as construções da indústria aeronáutica e das naves espaciais.

A investigação incremental em nanotecnologia pode ser utilizada para examinar os combustíveis. A eficiência do combustível é um problema enorme na nossa sociedade atual, uma vez que os combustíveis fósseis estão a esgotar-se. Através da análise da estrutura molecular, poderíamos tentar encontrar soluções para o nosso problema emergente. Não só podemos tentar tornar o nosso combustível atual mais eficiente, como também podemos tentar criar novos combustíveis ou tornar outros combustíveis mais fáceis de utilizar.

A energia solar, embora seja abundante, os nossos materiais actuais só conseguem atingir uma taxa de eficiência recorde de 24,7% na conversão da luz em energia eléctrica. No entanto, a ciência já está a trabalhar, a investigação já está a explorar o potencial para criar combustível ainda mais eficiente e espera-se que atinja os 50%. Isto duplicaria a energia produzida e alteraria drasticamente a utilidade da energia solar, que poderia mesmo tornar-se uma fonte de energia dominante. A principal diferença é a nanotecnologia. Os cientistas descobriram que, levando tudo à escala nanométrica, podem produzir duas vezes mais energia eléctrica do que era possível anteriormente. Já estão a ser feitas pesquisas para aproveitar este efeito e depois aumentar a escala das células, o que levará a um aumento maciço da produção solar.

Três passos para obter bens produzidos com nanotecnologia

1. Os cientistas devem ser capazes de manipular átomos individuais.
2. O próximo passo é desenvolver máquinas nanoscópicas, chamadas Nano assemblers, que podem ser programadas para criar e manipular átomos e moléculas à vontade.
3. Para criar montadores suficientes para construir bens de consumo, algumas nanomáquinas, chamadas replicadores, serão programadas para construir mais montadores.

Os montadores e replicadores trabalharão em conjunto, como mãos, para construir produtos automaticamente.

Em termos gerais, as nanotecnologias consistem em três tecnologias moleculares que se sobrepõem mutuamente e que são progressivamente mais poderosas:

- Materiais e dispositivos estruturados à nanoescala que podem ser fabricados para diagnósticos e biossensores avançados, administração de medicamentos específicos e medicamentos inteligentes

- Medicina molecular através da genómica, da proteómica, da biótica artificial (robôs microbianos)
- Os sistemas de máquinas moleculares e os nanorrobôs médicos permitem o diagnóstico e a exterminação instantâneos de agentes patogénicos, bem como o aumento e a melhoria eficazes das funções fisiológicas naturais.

C. MATERIAIS NANOFÁSICOS

Os materiais nanofásicos são materiais promissores para várias aplicações biológicas, uma vez que os tecidos humanos são compostos por componentes nanométricos (proteínas, inorgânicos).

Hiproxiapatite nanofásica:- A adesão e a proliferação de osteoblastos são significativamente maiores na hidroxiapatite (HA) nanofásica do que na HA convencional. Por conseguinte, a HA nanofásica representa claramente uma classe única e promissora de formulações de implantes maxilofaciais com propriedades osteo-integrativas melhoradas. Para além do HA nanoestruturado, tanto a alumina como a titânia nanofásicas demonstram as mesmas propriedades. As nanopartículas de HA utilizadas para tratar defeitos ósseos são Ostim HA (Osartis GmbH, Alemanha). Vitosso (Orthovita, Inc) HA, TCP (fosfato tricálcico) e NanoSSTM HA (Angstrom Medica). As nanofibras de carbono nanofásicas têm propriedades mecânicas teóricas excepcionais que, juntamente com o facto de possuírem dimensões de fibra à nanoescala semelhantes à HA cristalina encontrada no osso, sugerem fortes possibilidades de utilização como material de implante maxilofacial.

D. ABORDAGENS NANOTECNOLÓGICAS

Foram utilizadas com êxito numerosas abordagens no domínio da nanotecnologia e, à medida que a tecnologia se desenvolve, poderão surgir outras abordagens. As abordagens utilizadas até à data têm sido geralmente ditadas pela tecnologia disponível e pela experiência dos investigadores envolvidos.

A nanotecnologia é um domínio verdadeiramente multidisciplinar que envolve a química, a física, a biologia, a engenharia, a eletrónica, as ciências sociais, etc., que têm de ser integradas em conjunto para gerar o próximo nível de desenvolvimento em nanotecnologia (Figura). As células de combustível, os materiais mecanicamente mais resistentes, os dispositivos nanobiológicos, a eletrónica molecular, os dispositivos quânticos, os nanotubos de carbono, etc., têm sido fabricados utilizando a nanotecnologia. Até os cientistas sociais estão a debater a utilização ética da nanotecnologia.

As duas principais abordagens para explicar a nanotecnologia ao público em geral foram demasiado simplificadas e tornaram-se conhecidas como a abordagem "descendente". Esta abordagem envolve o fabrico de estruturas de dispositivos através de processamento monolítico à nanoescala. Esta abordagem tem sido utilizada com um sucesso espetacular nos dispositivos semicondutores utilizados na eletrónica de consumo. A abordagem "de baixo para cima" envolve o fabrico de estruturas de dispositivos através da montagem sistemática de átomos, moléculas ou outras unidades básicas da matéria. Esta é a abordagem que a natureza utiliza para reparar células, tecidos e sistemas de órgãos em seres vivos e, de facto, para processos vitais como a síntese de proteínas.

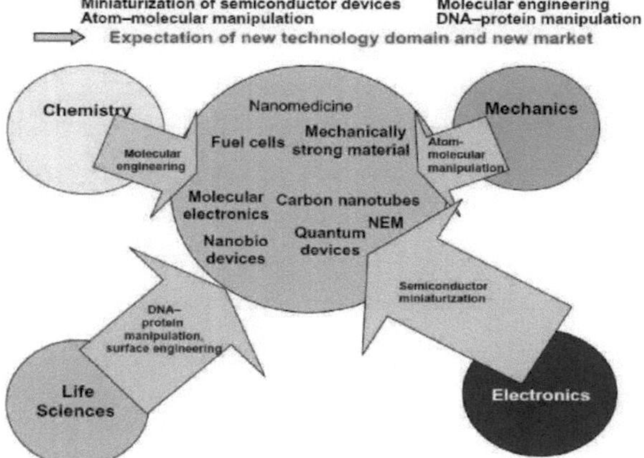

Figura 7: Natureza multidisciplinar da nanotecnologia

AS TÉCNICAS DE FABRICO

TÉCNICA DESCENDENTE

Estas procuram criar dispositivos mais pequenos utilizando dispositivos maiores para orientar a sua montagem. Neste caso, as pequenas caraterísticas são obtidas a partir de materiais de maiores dimensões, modelando e esculpindo-os para criar estruturas à escala nanométrica com padrões precisos. Podem ser fabricadas estruturas complexas com centenas de milhões de nanoestruturas posicionadas com precisão. Os materiais reduzidos à nanoescala podem subitamente apresentar propriedades muito diferentes, permitindo aplicações únicas. medida que o tamanho do sistema diminui, aumenta a relação entre a área de superfície e o volume e o número de fenómenos físicos torna-se visivelmente pronunciado, incluindo efeitos estatísticos e mecânicos quânticos

TÉCNICA ASCENDENTE

Estes procuram organizar componentes mais pequenos em conjuntos mais complexos. Começa-se por conceber e sintetizar moléculas feitas à medida que têm a capacidade de se auto-montar ou auto-organizar em estruturas de ordem superior à escala mesoscópica ou macroscópica. A química sintética moderna chegou a um ponto em que é possível preparar pequenas moléculas para quase todas as estruturas. Estes métodos são atualmente utilizados para fabricar uma grande variedade de produtos químicos úteis, como os produtos farmacêuticos ou os polímeros comerciais. Estas abordagens de baixo para cima são muito mais baratas do que os métodos de cima para baixo, mas podem ficar sobrecarregadas à medida que a dimensão e a complexidade do conjunto desejado aumentam.

Quadro 1: Abordagem descendente e abordagem ascendente

Top-down approach	Bottom-up approach
Nanocomposites	Dentine hypersensitivity
Nanosolutions	Local anaesthesia
Impression materials	Tooth repair
Nanoencapsulation	Tooth repositioning
Nanoneedles	Nanodentrifices
Bone replacement	Diagnosis of oral cancer

NANOMATERIAIS

A interação entre a Nanociência e a Nanomedicina continua a ser a imagem de marca da investigação científica atual a nível mundial, prometendo mudar todos os aspectos da vida humana através da criação de materiais revolucionários de origem biológica para utilização no diagnóstico e tratamento de doenças humanas devastadoras. Dois dos principais factores que determinam o êxito do desempenho desta tecnologia multidisciplinar são as propriedades da química e da morfologia da superfície, onde o material de inspiração biológica e o sistema biológico se encontram e interagem.

Assim, a síntese de novos nanomateriais e nanoestruturas à base de polímeros biocompatíveis com centenas (ou menos) de nanómetros de diâmetro proporciona, através da química de superfícies supramoleculares, a capacidade de absorver ou ligar fármacos, receptores, peptídeos adesivos celulares e/ou ligandos, dado o seu tamanho favorável, tornando-os veículos ideais para a administração de fármacos, proteínas e/ou factores de crescimento. Têm sido investidos esforços intensos na engenharia destas biosuperfícies complexas para obter interações célula-material óptimas, mantendo intactas as propriedades do material a granel. Parecem também oferecer soluções impressionantes quando aplicadas a desafios clínicos como perturbações neurológicas, doenças infecciosas, diabetes, cancro, problemas cardiovasculares e músculo-esqueléticos. Considerando a conceção intrincada dos sistemas naturais do corpo humano e tirando partido das suas caraterísticas físicas especiais, outros nanomateriais e nanoestruturas podem estimular, responder e interagir com células e tecidos alvo de forma *controlada* para induzir respostas fisiológicas favoráveis com um mínimo de efeitos indesejáveis.

Assim, de entre a superfluidade de propriedades dependentes do tamanho nos nanossistemas atualmente disponíveis, os efeitos ópticos e magnéticos continuam a ser os mais utilizados em aplicações biológicas, com avanços significativos nos domínios da administração de medicamentos, da terapia genética, da síntese de novos medicamentos, da bioimagem e da deteção de células cancerosas. Além disso, os progressos recentes, especialmente nas nanoestruturas incorporadas em polielectrólitos ou polissacáridos de arquitetura *core-shell*, a sua biocompatibilização, capacidade de resposta e multifuncionalidade tornam-nas inteligentes e promissoras na medicina de diagnóstico, na administração localizada, orientada e previsível de agentes terapêuticos activos, na engenharia de tecidos moles/duros e na regeneração de órgãos.

Siegel, em 1993, classificou os nanomateriais como nanoestruturas de dimensão zero, unidimensionais, bidimensionais e tridimensionais.

Várias nanoestruturas incluem:

- Nanopartículas
- Nanoporos
- Nanotubos
- Nanorods
- Nanoesferas
- Nanofibras
- Nano-cascas
- Dendrímeros e copolímeros dendríticos.

As nanopartículas inorgânicas atualmente em utilização ou em desenvolvimento incluem

- Nanopartículas semicondutoras
- Nanopartículas metálicas
- Nanopartículas de óxido metálico
- Nanopartículas de sílica
- Polioxometalatos
- Nanocristais de ouro

NANOMATERIAIS E AUTO-MONTAGEM

Na Nanolândia, pequenas diferenças de tamanho podem resultar em enormes diferenças de função.

Ted Sergent (2006), autor de "**The Dance of Molecules**", afirma que **"a matéria é sintonizável à escala nanométrica"**.

Os nanomateriais são materiais com componentes inferiores a 100nm em pelo menos uma dimensão, incluindo aglomerados de átomos, grãos com menos de 100nm de dimensão, fibras com menos de 100nm de diâmetro, películas com menos de 100nm de espessura, nanofuros e nanocompósitos que são uma combinação destes. A composição pode ser qualquer combinação de elementos que ocorrem naturalmente. Uma vez que as nanopartículas têm efeitos de superfície, efeitos de tamanho e efeitos quânticos significativos, os nanocompósitos apresentam geralmente propriedades de desempenho muito melhores do que os materiais tradicionais. As propriedades relevantes melhoradas incluem maior tenacidade, rigidez, transparência melhorada, maior resistência ao risco, à abrasão, ao solvente e propriedades especiais, incluindo propriedades químicas, ópticas, magnéticas e electro-ópticas, que diferem das de moléculas individuais ou de espécies a granel.

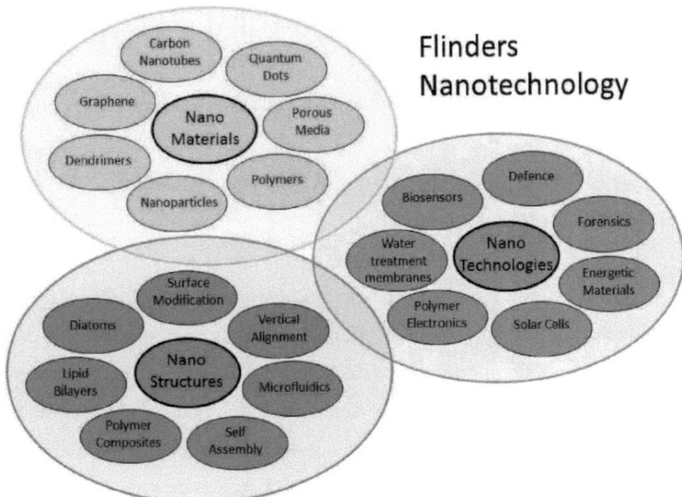

Figura 8: Nanotecnologia Flinders

Estas propriedades significativas das nanopartículas satisfazem a intrigante procura de películas de nanocompósitos multifuncionais, que abrangem propriedades de materiais inorgânicos e orgânicos e apresentam imensas perspectivas de desenvolvimento de díodos emissores de luz, dispositivos ópticos não lineares, resistências, sensores, películas condutoras de eletricidade e membranas de separação de gases.

Os nanomateriais têm interesse de um ponto de vista fundamental porque as propriedades do material [por exemplo, ponto de fusão, propriedades electrónicas e propriedades ópticas] mudam quando o tamanho das partículas que constituem o material se torna nanoscópico. Com as novas propriedades, surgem novas oportunidades de desenvolvimento tecnológico e comercial, tendo sido demonstradas ou propostas aplicações de nanopartículas em áreas como a microeletrónica, os revestimentos e tintas e a biotecnologia.

Outra caraterística importante dos materiais nanoestruturados é o

desenvolvimento da auto-montagem. Neste caso, ocorre uma organização autónoma de componentes em padrões ou estruturas sem intervenção humana. Todo o processo pode ser manipulado e facilitado através da definição correta das condições. É importante referir que nas células de auto-montagem de nanoestruturas existe o conceito simples de que as células e os tecidos se auto-montam, pelo que a compreensão da vida exige a compreensão da auto-montagem. A auto-montagem é uma das poucas estratégias práticas para fazer conjuntos de nanoestruturas e é, portanto, a parte essencial da tecnologia. A auto-montagem é comum a muitos sistemas dinâmicos multicomponentes, desde materiais inteligentes e estruturas de auto-cura até sensores em rede e redes informáticas.

A auto-montagem foi classificada em processos estáticos e dinâmicos com base no facto de o sistema dissipar ou não energia. Na auto-montagem estática, a formação de uma estrutura ordenada requer energia, mas é estável uma vez formada. Ao escolher um material para a auto-montagem, os materiais devem ter um número crítico de grupos carregados, abaixo do qual o processo de montagem não funciona de todo. Para formar uma multicamada estável e bem definida, é necessária uma densidade de carga oposta adequada para os materiais combinados.

Os DENDRIMERS são materiais nanoestruturados que são materiais sintéticos em forma de árvore que têm um sistema de ramificação a partir de um núcleo. As suas dimensões são de nanómetro a nanómetro, mas o tamanho de cada indivíduo depende do número de vezes que passou pelo seu ciclo de replicação, ou seja, das suas "gerações". Tem potenciais aplicações terapêuticas, uma vez que o grupo de átomos que formam o seu limite exterior pode consistir em grupos moleculares mais pesados que podem atuar como ganchos e, portanto, ligar-se a moléculas como o ADN.

NANODOTS - Nanocristais de silício com propriedades ópticas excepcionais que podem ser utilizados para conceber sondas que monitorizam experiências biológicas com maior sensibilidade.

Os NANORODS são partículas em forma de bastonete com diâmetros que variam tipicamente entre 15-50 nm. No entanto, cada tamanho individual depende do número de vezes que passou pelo seu ciclo de replicação, ou seja, das suas "gerações". Tem potenciais aplicações terapêuticas como o grupo de átomos.

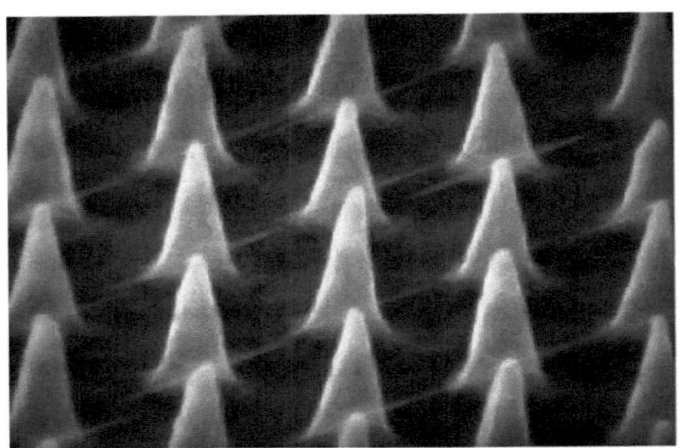

Figura 9: Nanobastões

Uma aplicação potencial dos nanobastões é em tecnologias de visualização, porque a refletividade dos bastões pode ser alterada mudando a sua orientação com um campo elétrico aplicado. **Zheng, Z. Q. et al. (2015)** deram outra aplicação para os sistemas microelectromecânicos (MEMS). Os nanobastões, juntamente com outras nanopartículas de metais nobres, também funcionam como agentes termognósticos. Os nanobastões absorvem no infravermelho próximo e geram calor quando excitados com luz infravermelha. Esta propriedade levou à utilização dos nanobastões como terapêutica contra o cancro. Os nanobastões podem ser conjugados com motivos que visam o tumor e ingeridos. Quando um doente é exposto a luz infravermelha (que atravessa o tecido corporal), os nanobastões seletivamente absorvidos pelas células tumorais são aquecidos localmente, destruindo apenas o tecido canceroso e deixando intactas as células saudáveis.

Os nanobastões de ZnO têm sido intensamente utilizados para fabricar dispositivos electrónicos à escala nanométrica, incluindo transístores de efeito de campo, fotodetectores ultravioleta, díodos Schottky e díodos emissores de luz (LED) ultrabrilhantes

NANOTUBOS - Referem-se originalmente aos nanotubos de carbono (varetas cilíndricas ocas de átomos de carbono). Os nanotubos têm diâmetros da ordem de um único nanómetro ($1x10^{-9}$ m) e podem ter comprimentos de vários metros. Recentemente, foram desenvolvidas amostras de nanotubos que não são de carbono, utilizando materiais semicondutores; estes nanotubos são normalmente designados por nanofios.

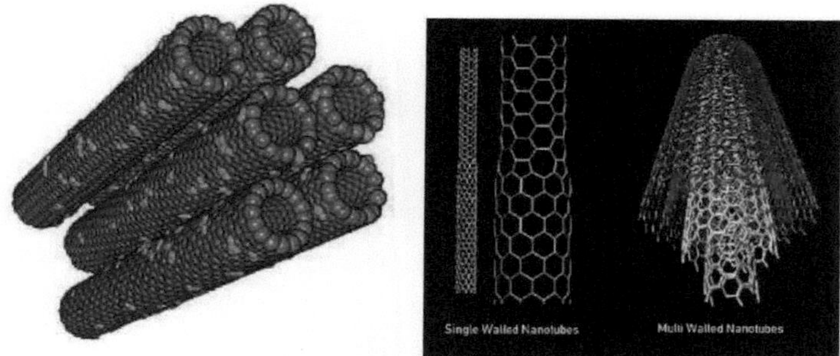

Figura 10: Nanotubos

Foram utilizadas muitas abordagens diferentes para o fabrico de micro e nanotubos, incluindo:

- Auto-montagem molecular por aplicação precisa e controlada de forças intermoleculares;
- Nanotubos sintetizados em modelo - uma abordagem geral para a preparação de nanomateriais que implica a síntese ou deposição do material desejado nos poros cilíndricos e monodispersos de uma membrana de nanoporos ou de outros sólidos;
- Polimerização in-pore para a produção de nanotubos poliméricos;
- Deposição sem eletrólise para a produção de nanotubos metálicos;
- Química Sol-gel para fabricar nanotubos compostos por sílica e outros materiais inorgânicos.

NANOPOROS - Podem ter cerca de 20 nm de diâmetro. São integrados em células encapsuladas construídas artificialmente a partir de bolachas de silício. Estes poros permitem a passagem de pequenas moléculas como o oxigénio, a glicose e a insulina, mas impedem que grandes moléculas do sistema imunitário, como a imunoglobulina, saiam da célula.

Os nanoporos estão a contribuir para a compreensão da biofísica dos polímeros, para a análise de moléculas únicas das interações ADN-proteínas e para a sequenciação de péptidos. **Sutherland et al 2004** referem que, no que respeita à sequenciação de péptidos, os nanoporos bacterianos, tal como a hemolisina, podem ser aplicados tanto ao ARN como ao ADN e, mais recentemente, à sequenciação de proteínas. Por exemplo, quando aplicado num estudo em que foram sintetizados péptidos com a mesma repetição de glicina-prolina-prolina e depois submetidos a análise por nanoporos, foi possível obter uma sequência exacta.

Schiopu I et al, em 2015, afirmaram que isto também pode ser utilizado para identificar diferenças na estereoquímica dos péptidos com base nas interações iónicas intermoleculares. A compreensão deste facto também contribui com mais dados para a compreensão da sequência do péptido no seu ambiente.

Wang Y et al, em 2018, citaram que a utilização de outro nanoporo derivado de bactérias, um nanoporo de aerolisina, demonstrou capacidade de distinguir resíduos dentro de um péptido, tendo também demonstrado capacidade para identificar toxinas presentes mesmo em amostras de proteínas proclamadas "muito puras", ao mesmo tempo que demonstrou estabilidade em valores de pH variáveis

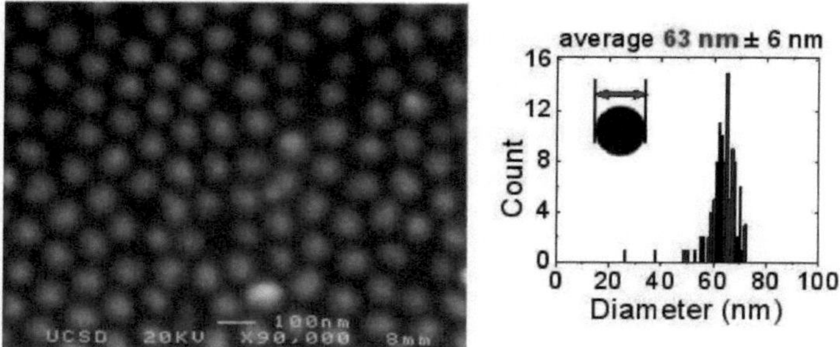

Figura 11: Nanoporos

NANOSHELLS - Nanoshell é um tipo de nanopartículas estruturadas com um núcleo dielétrico rodeado por um delicado invólucro metálico. Modificações na espessura das Nanoshells permitem-lhes absorver determinados comprimentos de onda de luz. A absorção de luz pelas Nanoshells resulta num calor poderoso que pode tornar-se letal para as células tumorais seletivamente, deixando as células normais inalteradas. Assim, pode ser benéfica a sua utilização no tratamento do cancro oral. As Nanoshells também podem ser utilizadas para ajudar a controlar a administração de medicamentos específicos no tecido periodontal

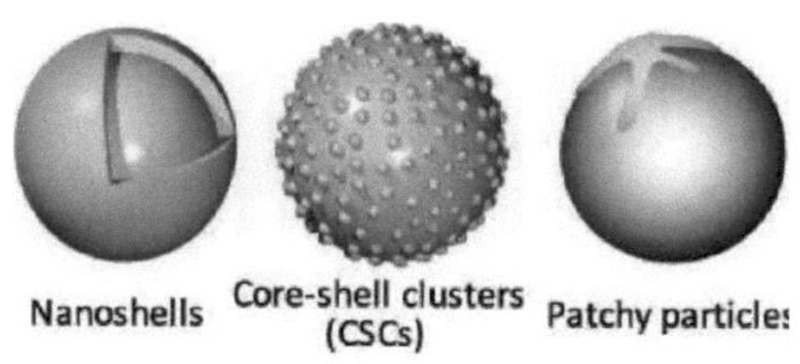

Figura 12: Nanoshell

Yaser Dahman, em Nanotechnology and Functional Materials for Engineers, 2017 As nano-cascas são importantes para aplicações espectroscópicas e contra o cancro. O método de síntese de Nanoshells é bastante simples e inclui abordagens de um e dois passos. Existem dois tipos de Nanoshells: Nanoshells de óxido (por exemplo, Nanoshells de sílica oca) e Nanoshells de metal (por exemplo, Nanoshells de ouro e prata). O revestimento de partículas coloidais com conchas oferece uma forma simples e flexível de modificar as suas propriedades superficiais, químicas, reactivas, térmicas (ponto de fusão mais baixo devido à grande área superficial), ópticas, magnéticas (sílica como revestimento de materiais inertes) e catalíticas (por exemplo, nanopartículas de CdSe revestidas com CdS ou ZnTe e nanopartículas de CdTe revestidas com CdSe). As aplicações mais significativas das Nanoshells incluem a imagiologia biomédica, aplicações terapêuticas, aumento da fluorescência de emissores moleculares fracos, espetroscopia de Ramans com reforço de superfície e espetroscopia de absorção de infravermelhos com reforço de superfície. Além disso, algumas outras aplicações são revestimentos protectores à prova de água para madeira, metal e pedra, películas selectivas de iões, Nanoshells de ouro para imunoensaio sanguíneo e deteção e terapia do cancro.

LIPOSSOMOS - Vesícula microscópica artificial de núcleo aquoso envolvida por uma ou mais camadas de fosfolípidos. A sua aplicação dentária pode ajudar na prevenção da cárie dentária. Foram testados os efeitos da nisina encapsulada em lipossomas preparados a partir de fosfatidilcolinas com comprimentos de cadeia acilo variáveis, tendo os resultados revelado níveis sustentados de atividade microbiana relacionados com a libertação lenta da nisina encapsulada. (Nisina :- uma substância antibiótica que é uma mistura de polipéptidos relacionados e é utilizada como conservante alimentar).

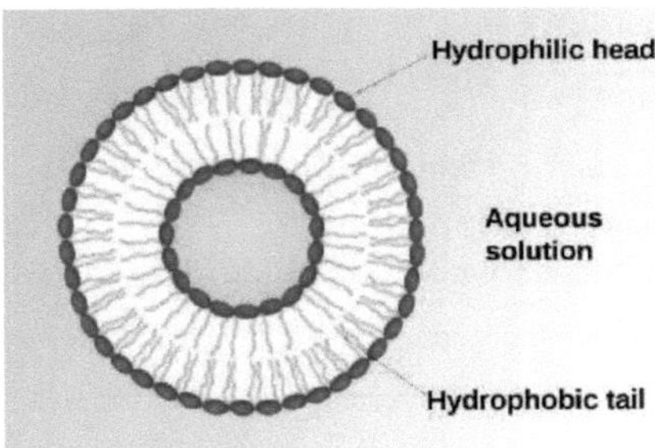

Figura 13: Lipossomas

FULLERENES - A invenção dos fulerenos proporcionou uma nova classe de nanoestruturas. São moléculas esféricas ocas em gaiola com o átomo caraterístico localizado no canto do templo poliédrico formado em pentágonos e hexágonos, semelhante à forma de uma bola de futebol. Os fulerenos existem em diferentes tipos, principalmente feitos de carbono puro. A aplicação biomédica destas novas nanoestruturas situa-se no domínio da terapia do cancro e dos agentes antibacterianos fotossensíveis. Para além disso, a utilização de fulereno/óxido de zinco sintetizados em nanocompósitos proporcionou um aumento da eficiência fotocatalítica em comparação com as nanopartículas de óxido de zinco puro. Esta atividade fotocatalítica melhorada pode ser atribuída à supressão de pares de electrões-furos foto-induzidos como resultado da rápida transferência de electrões foto-induzidos do óxido de zinco para o fulereno.

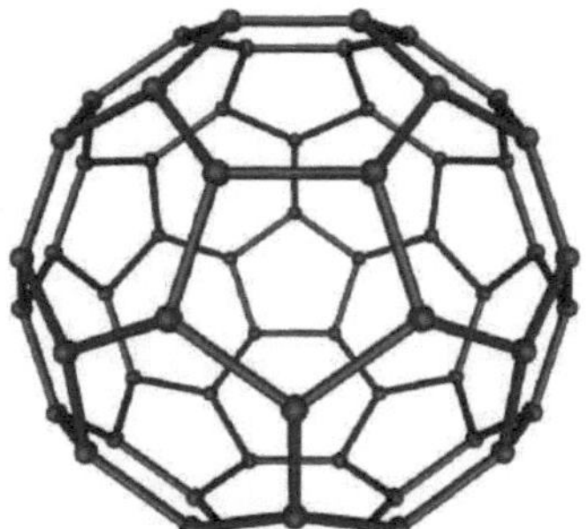

Figura 14 : Fulereno

NANOSFERAS - As Nanoesferas são partículas esféricas de dimensões nanométricas. A montagem da proteína amelogenina em Nanoesferas fornece o suporte para a nucleação e crescimento inicial dos cristais de apatite do esmalte. Além disso, a integração de nanoesferas de péptidos em restaurações de compósitos e adesivos dentários demonstrou um reforço significativo e uma melhoria das suas propriedades mecânicas. Além disso, foi postulado que as nanoesferas possuem um potencial efeito terapêutico na engenharia de tecidos através da libertação sustentada de factores de crescimento durante um período prolongado a partir de nanoesferas mesoporosas.

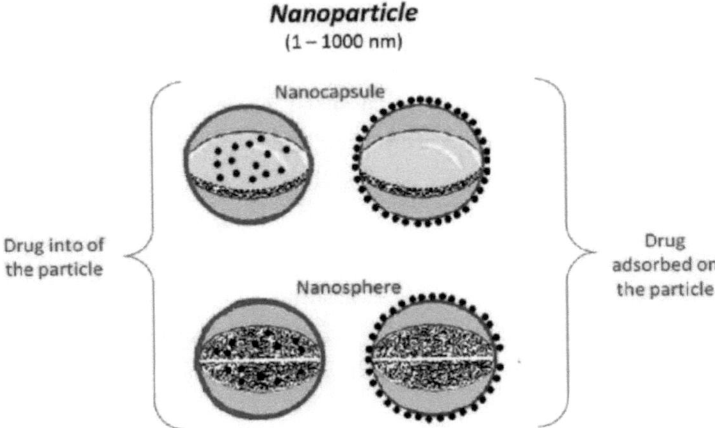

Figura 15: Nanoesferas

NANOCÁPSULAS - As nanocápsulas são nanopartículas ocas compostas por um invólucro sólido que envolve um núcleo, formando um espaço disponível para conter substâncias. São sistemas vesiculares de membrana polimérica que encapsulam um núcleo líquido interno. Têm novas aplicações promissoras na administração de medicamentos e na auto-regeneração de materiais. O método de encapsulamento oferece várias vantagens no que diz respeito à proteção das substâncias encapsuladas contra os efeitos ambientais adversos, à precisão da orientação

e libertação controlada de ingredientes activos. Com base nos benefícios acima mencionados, foram inventadas várias aplicações inovadoras no domínio dentário. As colas auto-regeneradoras baseiam-se no encapsulamento de monómeros e catalisadores, que são depois incorporados no polímero como precursores de cura. Em caso de propagação de fissuras, as cápsulas romper-se-ão, libertando os monómeros de cicatrização para preencher a fissura e polimerizar para a selar. Além disso, a resina de ligação auto-regenerativa pode ajudar a melhorar a durabilidade da ligação. As nanopartículas encapsuladas permitem que os precursores de cicatrização nos adesivos dentários alcancem os poros submicrónicos criados na dentina pelo condicionamento ácido. A incorporação de nanocápsulas de poliuretano com TEGDMA como material de núcleo nos adesivos dentários mostrou não só uma maior resistência de ligação, mas também uma maior durabilidade da ligação resina-dente

NANOFIOS - Um nanofio é uma estrutura alongada extremamente fina com um diâmetro que varia entre 20 e 80 nanómetros. Os nanofios têm potenciais utilizações em medicina dentária. Foi relatado que os nanofios de hidroxiapatite podem ser precipitados a partir de uma solução a alta temperatura e assemelham-se à apatite hidroxilada natural do esmalte, pelo que, quando adicionados a suportes, mostraram capacidade de reparação do esmalte e de remineralização de lesões cariosas. Para além disso, os nanofios de HA podem ser utilizados para reforçar e melhorar as propriedades mecânicas de compósitos poliméricos.

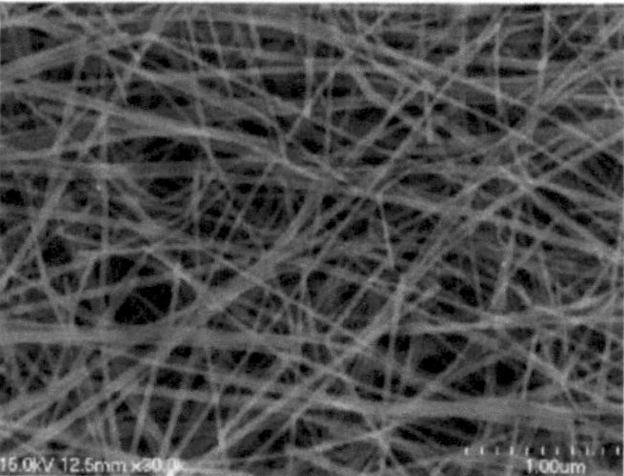

Figura 16: Nanofios

NANOBELTS - Os Nanobelts são nanoestruturas que se apresentam sob a forma de bandas com secção transversal retangular. Cada banda representa um único cristal de 30-300 nm de largura e 10-15 nm de espessura. São óxidos de diferentes elementos como o zinco, o estanho, o silício, o gálio, o selénio ou o índio, consoante a aplicação necessária. Foram propostas aplicações prometedoras desta nova nanoestrutura na medicina dentária biomimética.

Esmalte altamente orientado como hidroxiapatite [Ca10(PO4)6(OH)2, HAp] matrizes de nanobastões uniformemente orientados paralelamente uns aos outros ao longo do eixo c podem ser sintetizados a partir de nanobelts de hoillebrandite [Ca2(SiO3)(OH)2] através de tratamento hidrotérmico. A estrutura cristalina e a morfologia da estrutura dos nanobelts foram propostas como sendo a base do mecanismo de transformação.

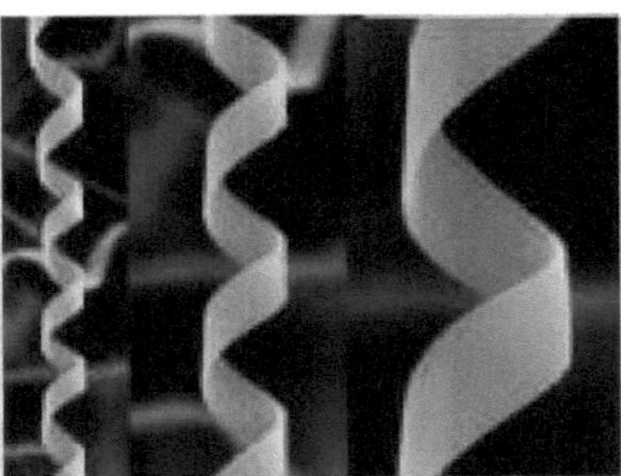

Figura 17: Nanobelts

NANORINGS - Um Nanoring é um pequeno cristal em forma de anel. O primeiro nanorrevestimento descrito foi feito de óxido de zinco como resultado do processo espontâneo de auto-enrolamento de nanobelts. Novos nanorings cristalinos de hidroxiapatite (HA) com um diâmetro interno de 70 nm podem ser obtidos após um tratamento hidrotérmico prolongado de nanodiscos com a ajuda da penetração de ácido ao longo do centro dos nanodiscos. O compósito de nanorings de HA revelou um desempenho mecânico melhorado, atribuído à ligação eminente da interface incentivada pela elevada área de superfície dos nanorings.

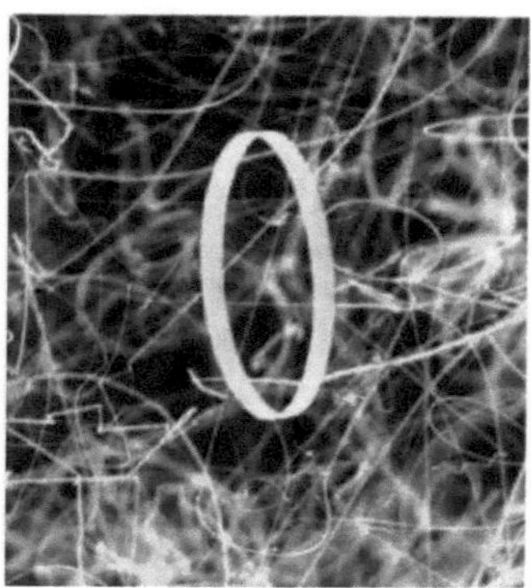

Figura 18: Nanorings

NANOFIBRAS - Estão agora disponíveis vastas variedades de nanofibras com um potencial superior no domínio dentário. As nanofibras mostraram a capacidade de melhorar o desempenho mecânico de restaurações de compósitos dentários. O mecanismo do efeito de reforço pode ser atribuído ao facto de impedir a propagação de fissuras, especialmente com a presença de uma poderosa força de ligação interfacial entre as diferentes fases do material de restauração e a distribuição uniforme das nanocargas impregnadas. As nanofibras podem ser classificadas de acordo com o seu tipo em: nanofibras inorgânicas feitas de vidro, hidroxiapatite e nanofibras de silicato fibrilar, nanofibras poliméricas como Nylon 6 electrofiado, poliacrilonitrilo/polimetacrilato de metilo (PAN-PMMA) e álcool polivinílico e nanofibras cerâmicas.

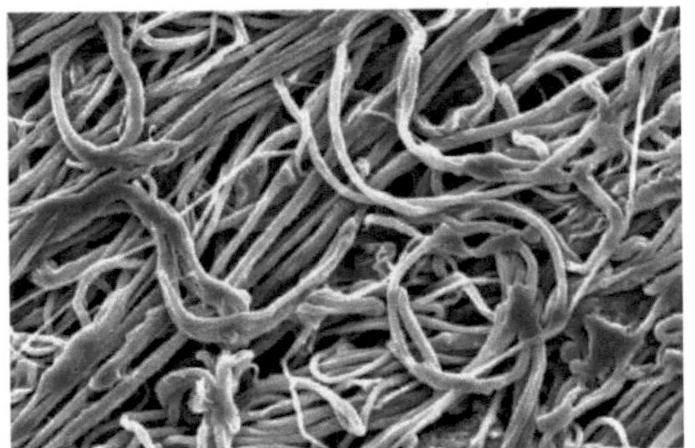

Figura 19: Nanofibras

NANOPARTICULAS

As nanopartículas (NPs) são partículas insolúveis de dimensão inferior a 100 nm e o conjunto de tecnologias que permite a manipulação destas partículas a uma escala atómica, molecular e supramolecular é designado por "nanotecnologia".

A British Standards Institution define as nanopartículas como as partículas em que todos os campos ou diâmetros estão na gama da nanoescala. Por outro lado, os nanomateriais são os materiais em que pelo menos um lado ou estrutura interna se encontra à nanoescala. Uma nanopartícula artificial pode ser definida como qualquer partícula produzida intencionalmente com uma dimensão caraterística de 1 a 100 nm e com propriedades que não são partilhadas por partículas não nanométricas com a mesma composição química.

As nanopartículas são geralmente classificadas com base na sua dimensionalidade, morfologia, composição, uniformidade e aglomeração. Os vários tipos de nanopartículas são: nanoporos, nanotubos, pontos quânticos, nanoconchas, dendrímeros, lipossomas, nano hastes, fulerenos, nano esferas, nano fios, nano cintas, nano anéis e nano cápsulas.

A. UTILIZAÇÕES DAS NANOPARTÍCULAS EM MEDICINA DENTÁRIA

As nanopartículas têm sido utilizadas com sucesso de várias formas em medicina dentária, desde a administração de anestesia local, a simples cura da hipersensibilidade dentinária até ao diagnóstico e cura do cancro oral.

Shalumon KT et al, em 2011, referiu que as nanoagulhas e as nanofibras têm sido utilizadas em pensos para feridas. As nanopartículas, devido às suas propriedades biocidas, antiadesivas e de entrega, estão a ser exploradas para evitar a formação de biofilmes na cavidade oral. **Allaker RP (2010)** afirmou no seu artigo que, **como as nanopartículas possuem uma maior relação superfície/volume quando comparadas com partículas não nanométricas, podem interagir mais eficazmente com as membranas microbianas e proporcionar uma área de superfície consideravelmente maior para a**

atividade antimicrobiana. As NPs metálicas na gama de tamanhos de 1-10 nm demonstraram particularmente a maior atividade biocida contra as bactérias. As nanopartículas podem ser utilizadas como revestimentos de dispositivos, como agentes de aplicação tópica e em materiais dentários.

Lee CJ et al, em 2008, afirmaram que as nanopartículas de prata foram identificadas para serem consideradas em compósitos de resina dentária como componentes antimicrobianos. Baixas percentagens de zeólitos antimicrobianos de prata-zinco adicionados ao polimetilmetacrilato podem ser utilizadas para a redução da contaminação microbiana de condicionadores de tecidos, bases de dentaduras de resina acrílica e placas de base acrílica de aparelhos ortodônticos removíveis. A incorporação de nanopartículas de zeólito de prata em enxaguantes bucais e pastas de dentes também foi testada.

Kasaee MZ, em 2008, mencionou no seu artigo que o tamanho reduzido das partículas de prata e zinco facilita a penetração através das membranas celulares dos micróbios, afectando assim os processos intracelulares, o que resulta numa maior reatividade e atividade antimicrobiana.

As nanopartículas também podem ser utilizadas em vários materiais e procedimentos de restauração dentária, incluindo revestimentos de cavidades, selantes de fossas e fissuras, núcleos e reconstruções, restaurações indirectas, cimentos para coroas ou dispositivos ortodônticos, restaurações provisórias, selantes endodônticos e pinos para canais radiculares. Verificou-se que os nanocarregadores integrados no vinilpolissiloxano produzem uma adição única aos materiais de moldagem de siloxano, que apresentam um melhor fluxo com propriedades hidrofílicas melhoradas e uma precisão de pormenor reforçada. A mistura de pós de moldagem de alginato com água contendo hidrossol de prata pode ser considerada para criar um material de moldagem com uma propriedade antimicrobiana, reduzindo a contaminação cruzada microbiana para o modelo de gesso vazado a partir da moldagem infetada.

Seguem-se algumas das nanopartículas utilizadas com sucesso em várias

utilizações:

NANOPARTÍCULAS DE LIGA METÁLICA

As propriedades estruturais das nanopartículas de liga metálica diferem das suas amostras a granel. Os flocos de prata são amplamente utilizados porque a prata tem a condutividade eléctrica mais elevada entre as cargas metálicas e os seus óxidos têm uma condutividade relativamente melhor. As propriedades das nanopartículas de liga bimetálica são influenciadas por ambos os metais e apresentam melhores propriedades do que as NPs metálicas comuns. **(Saylan A et al 2006, Hasan S 2015, Mohl M et al 2011)**

NANOPARTÍCULAS MAGNÉTICAS

As nanopartículas magnéticas como o Fe3O4 (magnetite) e o Fe2O3 (maghemite) têm sido ativamente estudadas pela sua possível utilização em vários domínios, incluindo o tratamento do cancro, a terapia genética, a caraterização do ADN, a triagem e a manipulação de células estaminais, os sistemas de administração guiada de medicamentos e a imagiologia por ressonância magnética (MRI). **(Fan TX 2009)**

NANOPARTÍCULAS DE AMONÍACO QUARTERNÁRIO

Foram desenvolvidas nanopartículas de poli etileno imina quaternário como agentes antimicrobianos incorporados em resinas compostas. A natureza hidrofóbica e a carga superficial catiónica destas partículas contribuem para a sua atividade antimicrobiana.

NANOPARTÍCULAS LIPÍDICAS

As nanopartículas lipídicas apresentam resultados promissores para aplicações tópicas na mucosa oral, devido à maior capacidade de permeação das partículas nanométricas, ao elevado contacto com a interface, à biocompatibilidade, à biodegradabilidade e à entrega sustentada de agentes activos. No entanto, apenas alguns estudos investigaram a aplicação tópica destes nanossistemas lipídicos na mucosa oral. O encapsulamento de miconazol, clotrimazol, ciclosporina A e curcumina foi descrito **(Esposito et al., 2013; Hazzah et al., 2015; Karavana et al., 2012; Mendes et al., 2013).**

As nanopartículas lipídicas sólidas são um valioso sistema de transporte de fármacos, representando uma alternativa sólida a transportadores como as micro/nanopartículas ou os lipossomas. Estas partículas têm vários atributos que as tornam atractivas como sistemas de administração de fármacos: sistema fisicamente estável; tamanho pequeno (normalmente de 50 a 100 nm); elevada carga de fármaco; grande área de superfície quando comparada com o seu tamanho; baixa toxicidade, melhor administração de compostos activos lipofílicos. No entanto, a sua utilização no domínio médico é limitada por várias deficiências, tais como: os sistemas têm tendência para gelificar ao longo do tempo, o que resulta na expulsão do fármaco e num aumento do tamanho ao longo do tempo.

NANOPARTÍCULAS DE QUITOSANO (CNPS)

É um biopolímero derivado da desacetilação da quitina, um polímero natural que ocorre no exoesqueleto dos crustáceos. O quitosano é uma partícula com carga positiva que é solúvel numa solução ácida a neutra. Estas nanopartículas estão a ser investigadas como uma plataforma potencial para a administração local de medicamentos.

Nos últimos anos, tem-se verificado um interesse crescente na utilização do quitosano e da quitina em aplicações de medicina dentária. Vários estudos centraram-se nas suas propriedades de administração controlada, bem como na sua capacidade de apoiar a regeneração dos tecidos orais com aplicações que abrangem quase todos os principais domínios da medicina dentária: endodontia, periodontia, medicina dentária regenerativa, medicina dentária invasiva ou mesmo implantologia.

Table 2: Applications of chitosan Nanoparticles in the oral field		
Chitosan Nanosystems	Application	Year
Bone morphogenetic protein-2	Bone regeneration	2015[92]
Bone morphogenetic protein 7	Bone regeneration	2015[93]
Protein growth factors	Bone regeneration	2014[94]
Dexamethasone	Dentin pulp regeneration	2015[95]
Cetylpyridinium chloride and NaF	Dental toothpastes	2015[96]
Chlorhexidine dihydrochloride	Dental toothpastes	2015[96]

Trabalhos recentes de **Poth N et al (2015)** , **Eap S. et al (2014)** , **Ferrand A. et al (2014)** mostram que as nanopartículas de quitosano podem ser utilizadas em novas terapias de formação óssea, abrindo caminho para futuras aplicações em implantologia, periodontologia ou cirurgia dentária. Os investigadores desenvolveram scaffolds bioactivos contendo CNPs incorporados com factores de crescimento proteicos para a regeneração do tecido ósseo, com resultados in vivo promissores. Os implantes de titânio revestidos com nanopartículas de quitosano carregadas com proteína morfogenética óssea-2 (BMP-2) biologicamente ativa conseguiram induzir o crescimento ósseo ectópico em ratos.

Recentemente, um implante nanofibroso de poli("-caprolactona) funcionalizado com um nanorreservatório de quitosano contendo proteína morfogenética óssea-7 implantado juntamente com células estaminais mesenquimais humanas resultou na formação de novo osso e calcificação em defeitos da calvária de ratinhos. E, curiosamente, a decoração de nanofibras de colagénio com nanocontentores de quitosano carregados com fator de crescimento proteico acelerou a velocidade de regeneração óssea in vivo. Além disso, um hidrogel composto contendo nanopartículas de quitosano 2-N,6-O-sulfatado (26SCS) carregadas com proteína morfogenética óssea-2 demonstrou ter uma profunda atividade osteogénica, produzindo osso compacto maduro associado a um novo crescimento vascular em osso ectópico. Este resultado promissor pode dever-se ao facto de o quitosano 2-N,6-O-sulfatado (26SCS) promover a via de sinalização da BMP-2, sugerindo que o 26SCS pode ser utilizado como fator sinérgico da BMP-2 para a regeneração óssea. As nanofibras de quitosano podem estimular a proliferação e maturação dos osteoblastos através da regulação mediada pelo fator de transcrição 2 relacionado com o runt da expressão dos genes da osteopontina, osteocalcina e fosfatase alcalina (ALP) associados aos osteoblastos.

Datta P. et al, em 2013, observaram que os osteoblastos de ratinho cresciam muito melhor em andaimes de nanofibras de quitosano do que em películas de quitosano. Além disso, as nanofibras de derivados fosfatados funcionalizados de quitosano-N-metileno fosfónico conseguiram acelerar a cicatrização óssea em 300% em comparação com os controlos em defeitos da tíbia de coelhos. Um estudo recente afirmou que os aloenxertos de osso cortical revestidos com nanofibras de quitosano poderiam servir como mímicos do perióstеo em procedimentos de enxerto ósseo. A medicina dentária regenerativa pode também beneficiar das propriedades das NFC de libertação controlada no tempo de moléculas bioactivas, uma vez que são utilizadas com êxito em estudos relativos à regeneração da polpa dentinária. Demonstrou-se que as nanopartículas de quitosano carregadas com albumina de soro bovino regulam a atividade da fosfatase alcalina (ALP) nas células estaminais da papila apical, enquanto as nanopartículas de quitosano que incorporam dexametasona conseguiram estimular a diferenciação de células estaminais dentárias humanas da papila apical em células semelhantes a odontoblastos.

As nanopartículas de quitosano exibem propriedades antibacterianas principalmente devido à sua carga policádica, com maior reatividade na nanoforma do que em massa. Esta qualidade alargou a investigação das nanopartículas de quitosano na endodontia dentária, uma vez que podem ser utilizadas com sucesso em tratamentos de canais radiculares. As CNPs possuem uma atividade antibacteriana inerente eficaz contra Enterococcus faecalis, uma propriedade que não é diminuída na presença de dentina ou lipopolissacarídeos. Para além disso, a incorporação de nanopartículas de quitosano em selantes de canais radiculares tem os potenciais benefícios de inibir a penetração microbiana e reduzir a formação de biofilme na interface dentina-obturação radicular.

Consequentemente, foram desenvolvidos vários selantes endodônticos através da incorporação de nanopartículas de quitosano em selantes à base de óxido de zinco-eugenol, resina epóxida ou silicato de cálcio, apresentando cada um deles qualidades antibacterianas melhoradas. No entanto, num estudo recente, foram preparados selantes dentários à base de resina modificados com nylon-6 e nanofibras de quitosano, numa tentativa de proporcionar um efeito antibacteriano, mas nenhum dos selantes contendo quitosano apresentou propriedades antimicrobianas. Além disso, as nanopartículas de quitosano mostraram uma maior redução dos biofilmes de Enterococcus faecalis em comparação com o hidróxido de cálcio, mas as bactérias continuaram a sobreviver mesmo após um tratamento de 24 horas com nanopartículas de quitosano a 20 mg/mL. Deve também notar-se que alguns investigadores não têm a certeza se a inibição da aderência bacteriana pelas nanopartículas de quitosano é causada pela morte das bactérias na sua proximidade ou pelo efeito direto das nanopartículas na interação bactéria-substrato. [91]

No futuro, as nanopartículas de quitosano poderão ser integradas em pastas dentífricas ou mesmo utilizadas em terapias profilácticas dentárias destinadas a reduzir os biofilmes bacterianos na cavidade oral. Já foram desenvolvidas CNPs carregadas com compostos activos para pastas de dentes. A toxicidade in vitro das nanopartículas de quitosano nos fibroblastos gengivais humanos foi considerada moderada após 24 horas de exposição. Além disso, os complexos de nanopartículas preparados a partir de quitosano de baixo peso molecular mostraram um elevado efeito antimicrobiano em biofilmes de Streptococcus mutans. Os CNPs foram activos a um pH neutro e resultaram em danos em mais de 95% das células de S. mutans. Uma vez que o Streptococcus mutans é um dos microrganismos cariogénicos mais intensamente estudados e associados à progressão da cárie em humanos, matar esta bactéria pode ser uma forma eficaz de medicina dentária preventiva.

As nanofibras, os nanopós e as nanopartículas de quitosano também apresentaram resultados promissores noutras aplicações relacionadas com o domínio dentário, como a medicina de regeneração nervosa ou a cicatrização da pele e da mucosa oral. Um material nanofibroso à base de quitosano foi testado como material de penso para queimaduras de grau IIIa e IIIb e conseguiu proteger o local da infeção, apoiando simultaneamente a regeneração da pele. Recentemente, foi desenvolvido um andaime com uma camada superficial constituída por nanofibras de quitosano como potencial substituto da pele.

B. NANOPARTÍCULAS DE ÁCIDO POLI-LÁCTICO-CO-GLICÓLICO

Em medicina dentária, uma das moléculas orgânicas sintéticas mais estudadas é o copolímero de ácido poli-lático-co-glicólico. O PLGA é altamente compatível e foi aprovado pela U.S. Food and Drug Administration para a utilização na administração de medicamentos, diagnósticos e outras aplicações médicas. Mais importante ainda, o PLGA é biodegradável; a sua degradação conduz ao dióxido de carbono e à água.

O número de estudos publicados sobre a aplicação de nanopartículas (NPs) de PLGA em medicina dentária tem aumentado nos últimos anos. Recentemente, **Kashi T.S.J. et al (2012)** mencionou no seu artigo uma grande variedade de estudos realizados que abrem caminho para possíveis aplicações futuras de NPs de PLGA num grande número de campos dentários, desde a periodontologia e endodontia até à regeneração de tecidos da pele, osso ou cartilagem.

Quadro 3: Aplicações das nanopartículas de PLGA no domínio dentário

ACTIVE SUBSTANCE	DENTAL FIELD
photosensitizer methylene blue	Endodontics
antibiotic minocycline	Periodontology
parathyroid hormone	bone regeneration
recombinant human bone morphogenetic protein-7	bone regeneration
Nafcillin	osteomyelitis treatment
Simvastatin	osteoporosis treatment
LL37 (a human host defence peptide)	wound healing
Lovastatin	healing of fractures
Curcumin	wound healing
vascular endothelial growth factor	wound healing
Dexamethasone	gingival fibroblast differentiation
amphotericin B	fungal infections treatment
chondrogenesis related proteins	Chondrogenesis
Genes SOX 5, SOX 6, SOX 9	Chondrogenesis

As nanopartículas de PLGA carregadas com o fotossensibilizador azul de metileno exibiram uma eliminação significativa das espécies de biofilme Enterococcus faecalis em canais radiculares experimentalmente infectados de dentes humanos extraídos. Estes resultados são promissores, considerando que o Enterococcus faecalis está altamente associado ao insucesso do tratamento endodôntico. Além disso, o encapsulamento do antibiótico minociclina em nanopartículas de PLGA provou ser notavelmente mais eficaz do que o fármaco livre contra Aggregatibacter actinomycetemcomitans, outro agente etiológico de doenças periodontais. Outra direção de investigação com potenciais aplicações clínicas é a utilização de PLGA para apoiar a formação de novo osso e/ou a diferenciação osteogénica. As NPs de PLGA encapsuladas com proteína morfogenética óssea humana recombinante-7 numa estrutura de nanoporospoly (ácido L-lático) induziram a cicatrização óssea em ratos. Além disso, foram estudados nanocarreadores constituídos por PLGA e incorporando moléculas bioactivas nafcilina ou sinvastatina para o tratamento da osteomielite e da osteoporose, respetivamente. As NPs de PLGA também podem ser utilizadas no tratamento de fracturas, uma vez que um estudo concluiu que os nanossistemas de PLGA contendo Iovastatina aumentaram a taxa de consolidação de fracturas do fémur. A PLGA nanosizada teve resultados positivos em experiências relativas a aplicações de cicatrização de feridas. O LL37 (um péptido de defesa do hospedeiro humano) encapsulado em nanopartículas de PLGA levou ao encerramento quase completo da ferida em ratos no 13º dia devido à libertação sustentada de LL37 e de lactato. Do mesmo modo, a curcumina e o fator de crescimento endotelial vascular em nanoestruturas de PLGA promoveram a reepitelização ou a cicatrização de feridas não diabéticas e diabéticas.

A regeneração da cartilagem pode ser uma abordagem nova e promissora para o tratamento de fracturas articulares ou perturbações da articulação temporo-mandibular. Numerosas experiências obtiveram a condrogénese de células estaminais mesenquimais humanas expondo as células a NPs de PLGA que incorporavam proteínas, factores de transcrição ou genes relacionados com a condrogénese. Também é interessante o facto de os nanocarreadores de PLGA terem sido desenvolvidos para fornecer moléculas activas para outras possíveis aplicações relacionadas com a medicina dentária: transporte de dexametasona para diferenciação de fibroblastos gengivais ou libertação controlada de anfotericina B para combater infecções fúngicas.

NANOPARTÍCULAS DE PRATA

As nanopartículas de prata (AgNP) são nanopartículas esféricas com um tamanho médio de 30 ± 10 nm que possuem uma eficácia antimicrobiana especificamente contra Streptococcus mutans e lactobacilos, que são considerados o principal fator microbiano causador da cárie dentária, e consequentemente contra a progressão da cárie dentária. O mecanismo de ação bactericida resulta da capacidade de penetração da NAg na parede celular bacteriana, induzindo a peroxidação do componente lipídico da membrana celular e a consequente rutura da membrana. Para além disso, as nanopartículas interferem com a replicação do ADN bacteriano, tornando a célula incapaz de ser reparada. Além disso, os enxaguamentos enriquecidos com AgNP afectam as ligações de hidrogénio e impedem os processos respiratórios bacterianos, a síntese da parede celular e a divisão celular. Os efeitos melhorados da AgNP resultam da redução do tamanho das partículas com um aumento concomitante da área de superfície que conduz a um melhor efeito antibacteriano, para além de as suas partículas de forma esférica potenciarem o efeito antimicrobiano através do aumento da superfície de contacto.**(Lu Z 2013)** Além disso, a AgNP não precipita na coloração dos dentes causada por outros produtos de efeito semelhante ao do fluoreto de diamina de prata. Num ensaio clínico controlado para investigar o efeito anti-cárie do agente experimental contendo fluoreto de nano prata (NSF), foi realizada uma única aplicação por ano para proteger contra a progressão da cárie dentária em dentes primários. Os resultados demonstraram uma eficácia significativa no endurecimento e na contenção da cárie, com redução do número de superfícies dentárias afectadas pela cárie. Este efeito extraordinário pode ser explicado pelo efeito sinergético dos constituintes da fórmula das nanopartículas de prata e do flúor. Para além da inibição da ação bacteriana na placa dentária, o componente fluoreto dificulta a desmineralização e aumenta a remineralização líquida da estrutura dentária. (Tencate JM 2013)

Verificou-se que as nanopartículas de prata são eficazes contra bactérias, vírus e outros eucariotas. O emprego bem sucedido destas nanopartículas como agentes antimicrobianos está a ser feito na indústria têxtil, no tratamento da água, em cosméticos, como loções de proteção solar, e amplamente na odontologia, no fabrico de novos materiais como cimentos e resinas, etc. A síntese ecológica de nanopartículas de prata através de plantas como a Azadirachta indica, Capsicum annuum e Capsicum annuum também foi registada em vários estudos, reduzindo assim a sua citotoxicidade.

C. PARTÍCULAS NANOMÉTRICAS DE FOSFATO DE CÁLCIO AMORFO (NACP)

Foi revelado que o ACP de 20 nm mostrou um potencial positivo para encorajar a proliferação celular e aumentar a formação de tecido calcificado. O sistema remineralizante de fosfato de cálcio amorfo não estabilizado (ACP) oferece a vantagem de ter iões de cálcio e fosfato próximos um do outro numa fase amorfa. No entanto, o complexo ACP não pode ser adicionado diretamente à solução de pH neutro ou à pasta de dentes, uma vez que seria convertido instantaneamente em precipitado amorfo antes de ter a oportunidade de se ligar à superfície dentária. Assim, tem sido utilizado um meio não aquoso para administrar o ACP na superfície desmineralizada para aumentar o ganho mineral. Além disso, algumas tecnologias de ACP requerem um sistema de distribuição bifásico para evitar que os componentes de cálcio e fósforo reajam entre si antes da utilização, ao mesmo tempo que revelam uma capacidade eficaz de remineralização da superfície do esmalte e uma resistência suficiente ao desafio ácido.

Zhang et al em 2014 avaliaram o potencial dos nanocomplexos de quitosano fosforilado e fosfato de cálcio amorfo (Pchi-ACP) para melhorar a remineralização do esmalte desmineralizado. A solução de Pchi-ACP pode ser preparada quimicamente. A solução bio-remineralizante de Pchi-ACP de nanocomplexos pode ser fornecida através da adição sequencial de CaCl2 e K2HPO4 à solução de Pchi-ACP preparada anteriormente (0,5% p/v).

A concentração de iões de cálcio e fosfato atingiu 10 e 6 mM, respetivamente, e o tamanho das partículas dos nanocomplexos Pchi-ACP foi inferior a 50 nm. As lesões do esmalte foram tratadas com Pchi-ACP e soluções remineralizantes fluoretadas, respetivamente. Os resultados revelaram que o efeito remineralizante do Pchi-ACP nas lesões do esmalte era semelhante ao do flúor.

No entanto, a taxa de remineralização do tratamento com Pchi-ACP foi significativamente maior do que a do tratamento com flúor (P b 0,05). Além disso, as cargas de NACP foram incorporadas em ionómero de vidro modificado com resina, numa tentativa de desenvolver um novo cimento ortodôntico. O resultado revelou um aumento da libertação de iões Ca e P com remineralização encorajada do esmalte e inibição da progressão da cárie.**(Zhang N 2016)**

D. HIDROXIAPATITE NANOPARTICULADA (NHAP)

Os cristalitos de hidroxiapatite representam o principal constituinte das estruturas dentárias mineralizadas. Tem aplicações dentárias benéficas devido à sua biocompatibilidade, para além da semelhança biológica e química com as estruturas dentárias, pelo que pode ser utilizada para induzir a remineralização dos dentes.

Com o desenvolvimento da nanotecnologia, as NHAPs são amplamente estudadas nos domínios dos biomateriais dentários. Em comparação com a HA típica, as NHAPs apresentam algumas propriedades únicas, tais como maior solubilidade, maior energia de superfície e óptima biocompatibilidade.

A substituição de ossos e dentes oferece várias vantagens, incluindo elevada dureza, elevada resistência, elevada densidade e longa vida útil. Além disso, foi referido por **Huang S em 2011** que as NHAP têm uma bioatividade superior à dos cristais maiores. A avaliação do efeito das NHAP em lesões semelhantes a cáries mostrou um aumento significativo da microdureza da superfície do esmalte (anteriormente diminuída pela desmineralização da atividade de cárie) após o tratamento com uma solução contendo NHAP. Os NHAPs são compostos de fosfato de cálcio com uma estrutura semelhante à da parte mineralizada do esmalte e têm o potencial de remineralizar lesões de cárie iniciais. Os cristalitos de nanohidroxiapatite são fornecidos numa escala de 20 nm e 100 nm de tamanho para imitar a apatite normal das estruturas dentárias. Estes cristais de apatite imitadores são partículas não agregadas ou agrupadas com dimensões até 100×10×5 nm. O n-NHAP adsorve-se à superfície exterior da célula bacteriana, interferindo com a sua adesão, impedindo assim a formação de biofilme oral e melhorando subsequentemente a oportunidade do processo de remineralização. Além disso, os cristalitos de NHAP esferoidais ou em forma de agulha mostraram uma maior remineralização de lesões de cárie do que os do fluoreto de sódio normal NaF. A colocação biomimética de depósitos minerais veda cada vez mais as abrasões superficiais e protege a estrutura do esmalte através da neutralização do efeito ácido que acompanha a invasão bacteriana. A nanotecnologia utilizou o processo biomimético na remineralização dos dentes, copiando a forma natural de precipitação dos minerais. Para além disso, a adição de certos compostos, como a Galla chinensis, produziu um efeito sinergético de remineralização.

Embora a aplicação de NHAP tenha proporcionado uma remineralização superficial melhorada, verificou-se que a capacidade de remineralização limitada reduziu a profundidade da lesão semelhante à cárie. As partículas de NHAP estimulam uma maior potência remineralizante em comparação com uma solução de controlo que contém uma concentração equivalente de iões livres, tal como a fornecida pela solução de micro-HA em equilíbrio. Os resultados obtidos indicam que o tamanho da partícula, a estrutura e a composição química do agente remineralizante afectam grandemente o modo de remineralização. No entanto, o pH do agente remineralizante também apresenta um impacto considerável sobre a tática de remineralização. Há um aumento significativo na sedimentação de partículas de NHAP no aspeto do corpo da lesão quando o pH do agente remineralizador é reduzido para um valor inferior a 7,0.**(Huang Z 2010)**

O potencial remineralizante da nano-hidroxiapatite é atribuído à nano-hidroxiapatite sintética (NHAP), que tem as mesmas propriedades químicas e físicas que a estrutura da apatite na estrutura dentária, com forte afinidade para a adsorção na superfície do dente. Uma vez que a área de superfície e a proporção de atomicidade aumentam com a diminuição do tamanho das partículas, a NHAP tem propriedades bioactivas e biocompatíveis. Estes factores aumentaram o potencial do NHAP para preencher diretamente defeitos e microporos na dentina desmineralizada. A NHAP penetra na zona desmineralizada e actua como um modelo no processo de precipitação e atrai continuamente uma grande quantidade de Ca2+ e P da solução de remineralização para a superfície da dentina para preencher as posições vagas. Isto, por sua vez, promove a integridade e o crescimento dos cristais. A incorporação de NHAP aos adesivos etch-and-rinse aumentou a resistência de união ao microcisalhamento à dentina. A incorporação de NHAP em adesivos auto-destacados minimizou negativamente a sua ligação micromecânica ao substrato dentinário. Além disso, a reação entre os monómeros 10 MDP com nanopartículas de HA adicionadas pode ter diminuído a concentração relativa dos monómeros funcionais disponíveis para a interação subsequente com o substrato de dentina.

NANOPARTÍCULAS DE VIDRO BIOACTIVAS (BGNS)

O composto de vidro bioativo (BG) é um composto inorgânico de materiais altamente biocompatíveis. As suas partículas nanométricas proporcionam um efeito antibacteriano superior em comparação com o material de vidro biológico normal com a mesma relação sólido-líquido. Esta constatação deve-se à capacidade das nanopartículas libertarem cerca de 10 vezes mais sílica no fluido corporal estimulado do que o material convencional. Além disso, as nanopartículas do vidro bioativo possuem uma área de superfície elevada, o que resulta numa libertação elevada de componentes iónicos em solução. Para além do efeito antibacteriano da sílica libertada, também actua como local de nucleação para a precipitação de iões de cálcio e fosfato, que precipitam imediatamente.

Foram relatadas evidências de reparação do esmalte após a utilização de pastas dentífricas contendo BGN, com mascaramento das irregularidades da superfície. O tratamento do esmalte com BGN melhora a remineralização da superfície e aumenta o teor de cálcio e fosfato, reduzindo ainda mais a capacidade de perda mineral. Em ambiente aquoso, a BGN tende a libertar Ca2+, Na+ e PO4 3- através de uma rápida troca iónica para fornecer uma barragem supersaturada para a apatite do esmalte. A hidrólise posterior da BG resulta na formação do grupo silanol (SiOH), que serve como local de nucleação. A disposição do cálcio e do fosfato livres, juntamente com as partículas de BG não dissolvidas, formou uma camada protetora rica em fosfato de cálcio na superfície do esmalte. O poder de difusão do cálcio e do fosfato mais profundamente nas camadas de esmalte determina a extensão da remineralização.

As partículas de cerâmica de biovidro (BGC) apresentam propriedades osteocondutoras promissoras e formam camadas reactivas na superfície quando expostas a fluidos corporais, resultando na formação de ligações químicas entre o implante e o tecido hospedeiro. Esta caraterística é amplamente explorada na reparação periodontal e na regeneração óssea. As partículas de BGC têm sido maioritariamente utilizadas em dentisteria de restauração como cargas inorgânicas. A dissolução das partículas de BGC resulta na subsequente troca iónica, nucleação e formação de apatite. A taxa de formação de ligações com o osso hospedeiro pode ser controlada, tornando as partículas de BGC únicas em comparação com outros biomateriais. Os andaimes porosos que são liofilizados com partículas de vidro bioativo e partículas de vidro bioativo mesoporoso apresentaram uma bioatividade melhorada em fluidos corporais simulados. Os produtos iónicos como o cálcio, o silício e o fósforo libertados pelas partículas de BGC estão principalmente envolvidos na regulação das acções biológicas nas células.

As nanopartículas de vidro bioativo (cerâmicas nanoestruturadas de biovidro ou nBGs) com propriedades osteointegrativas melhoradas oferecem vantagens promissoras para aplicações dentárias e ortopédicas. Ao controlar o tamanho das partículas para dimensões nanométricas, as propriedades como a osteocondução, a dissolução e outras caraterísticas vitais podem ser grandemente melhoradas. A superfície nanoestruturada melhora a adesão celular, aumenta a proliferação de osteoblastos, promove a diferenciação e aumenta a biomineralização. Apesar de as partículas de BGC terem sido utilizadas em aplicações dentárias e ósseas, o impacto das partículas de BGC à escala nanométrica na formação óssea e, especialmente, na proliferação celular, ainda não foi completamente compreendido.

E. NANOPARTÍCULAS DE INIBIDORES DA METALOPROTEINASE DA MATRIZ

Uma das estratégias propostas utilizadas para aumentar a longevidade das restaurações adesivas tem sido a inibição da degradação do colagénio da dentina induzida pelas MMP. Pensa-se que a ativação dessas MMPs ocorre tanto com adesivos etch-and-rinse como com adesivos autocondicionantes **(Tjaderhane L em 2013)**.

NANOPARTÍCULAS DE ZINCO

Estas nanopartículas apresentam propriedades antibacterianas, anti-corrosivas, antifúngicas e de filtragem de UV. A baixa toxicidade e a boa bio-compatibilidade tornam-nas adequadas para utilização biomédica. O nano-zinco pode diminuir a formação de biofilmes através da inibição do transporte ativo e do metabolismo dos açúcares, bem como da perturbação dos sistemas enzimáticos pela deslocação de iões de magnésio essenciais para a atividade enzimática dos biofilmes dentários.

Hen S. et al, em 2012, demonstrou por análise zimográfica que o zinco e os metais divalentes podem reduzir a expressão de algumas MMPs. Também foi recentemente relatado por **Toledano M. et al em 2013** que o zinco reduz eficazmente a degradação do colagénio mediada por MMP em vigas de dentina armazenadas numa solução rica em $ZnCl_2$. O zinco tem um papel estrutural nas proteínas. Parece que ocorrem alterações conformacionais subtis no colagénio após a ligação do zinco e levam à proteção de locais de clivagem sensíveis das metaloproteinases (MMPs). **Hoppe A. et al referiram em 2011 que o zinco pode**

não só atuar como inibidor das MMP, mas também influenciar as vias de sinalização e estimular um efeito metabólico na mineralização dos tecidos duros. A inibição das MMPs incluída nas interfaces de ligação resina-dentina protegeria as fibrilas de colagénio esparsas dos cristais semente do suporte da degradação, tornando-as mais propensas à remineralização. Os adesivos de condicionamento e enxaguamento dopados com Zn proporcionam propriedades nanomecânicas melhoradas através da inibição de MMPs e da formação de cristais minerais protectores na interface resina-dentina. Além disso, é possível obter uma restauração substancial das propriedades mecânicas dos substratos dentinários afectados por cáries quando se utilizam adesivos autocondicionantes dopados com Zn e se aplicam ciclos de carga, o que denota uma remineralização funcional e bioquímica.

NANOPARTÍCULAS DE OURO (AUNP)

As nanopartículas de ouro (GNPs) são materiais bastante atractivos para utilização como agentes osteogénicos devido aos seus potenciais efeitos na estimulação da diferenciação dos osteoblastos. As nanopartículas de ouro (GNPs) têm sido amplamente utilizadas numa vasta gama de aplicações, tais como a administração orientada de fármacos, péptidos e genes, o diagnóstico, a biossensorização, a imagiologia molecular e a engenharia de tecidos. Isto deve-se às suas propriedades ópticas, eléctricas, químicas e estruturais únicas.

No domínio da engenharia de tecidos, **C. Yi, em 2010, e D. Liu, em 2010,** apresentaram um relatório,

D. Zhang, em 2014, que as GNP são materiais bastante atractivos para serem utilizados como agentes osteogénicos, a fim de conseguir a regeneração do tecido ósseo. Muitos investigadores descobriram que as GNP têm um efeito positivo na diferenciação osteogénica das células osteoprogenitoras após a absorção intracelular. Em particular, a diferenciação osteogénica de células estaminais mesenquimais em osteoblastos foi grandemente melhorada quando cultivadas na presença de GNPs de 30 ou 50 nm. Além disso, os efeitos das GNP como agentes osteogénicos foram confirmados por estudos em animais. Foi relatado por **D.N. Heo em 2014** que as GNPs incorporadas num hidrogel podem aumentar a formação de novo osso nos locais de defeito de coelhos, e têm uma eficácia semelhante em comparação com um hidrogel carregado com proteína morfogénica óssea (BMPs) utilizado como controlo positivo. Por conseguinte, as GNP são materiais bastante atractivos no domínio da engenharia do tecido ósseo quando são introduzidas na superfície de implantes dentários.

Recentemente, **Hashimoto et al, em 2015,** avaliaram a inibição da MMP e as respostas citotóxicas às nanopartículas de ouro (AuNPs) e de platina (PtNPs) estabilizadas por polivinilpirrolidona (PVP). As NPs metálicas foram examinadas em várias concentrações (1, 10, 100 e 400 pg/mL). Verificou-se que as AuNPs e as PtNPs inibiram marcadamente a atividade da MMP-8 e da MMP-9. Embora as PtNPs fossem citotóxicas em concentrações elevadas (100 e 400 pg/mL), não foram observados efeitos citotóxicos para as AuNPs em nenhuma concentração.

A citotoxicidade das nanopartículas pode depender da composição do metal do núcleo e resultar de um efeito "cavalo de Troia"; assim, a inibição das MMP pode ser atribuída à carga superficial do PVP, que forma o revestimento exterior das NPs. A carga negativa do revestimento da superfície do PVP liga-se ao Zn2+ do centro ativo das MMPs por ligação quelato e resulta na inibição das MMPs.

As nanopartículas de ouro (AuNPs) têm aplicação em estudos imunoquímicos para a identificação de proteínas e são também utilizadas na deteção de ADN e no diagnóstico do cancro. Estão a ser utilizados padrões de ouro RGD em nanoestêncil para a engenharia de tecidos.

NANOPARTÍCULAS DE SÍLICA MESOPOROSA (MSNS)

Inspiradas nas propriedades dos nanomateriais, foram introduzidas novas nanopartículas de sílica mesoporosa (MSNs). Como um importante nanomaterial fundamental, as MSNs têm atraído um interesse significativo da investigação devido à sua estrutura porosa ordenada, métodos de síntese fáceis e uma vasta gama de aplicações. Ao contrário das nanopartículas de sílica não porosas, tanto a superfície como o interior dos poros das nanopartículas mesoestruturadas podem ser modificados com grupos funcionais, de modo a tornarem-se compatíveis com várias soluções e a poderem armazenar diferentes tipos de moléculas. Devido à sua elevada afinidade e à ajuda de grupos hidroxilo nas suas superfícies, podem aderir facilmente à superfície da dentina. Se o cálcio e os fosfatos puderem ser encapsulados em MSNs como fontes de cálcio e fosfato que são libertados lentamente, podem constituir uma estratégia promissora para aumentar a durabilidade das bandas de resina-dentina e remineralizar a dentina afetada por cáries.

NANOTUBOS DE ARGILA DE ALUMINOSSILICATO

Nanotubos de argila de aluminossilicato ($Al_2Si_2O_5(OH)_4 \cdot nH_2O$) (Halloysite, HNT) têm muitas vantagens (por exemplo, biocompatibilidade, hidrofilicidade e alta resistência mecânica) que os tornam um bom candidato para ser usado como um agente de reforço para melhorar as propriedades adesivas dentárias à base de resina. Além disso, estes nanotubos de argila podem atuar como reservatórios biologicamente seguros para o encapsulamento e entrega controlada de uma grande variedade de terapêuticas. Na medicina dentária adesiva, estes nanotubos podem potencialmente servir como transportadores de inibidores de MMP, que por sua vez podem contribuir positivamente para minimizar e/ou eliminar a degradação da ligação resina-dentina.

NANOPARTÍCULAS DE ÓXIDO DE COBRE (CUO NPS)

Devido à sua atividade antibacteriana e antifúngica, bem como às suas propriedades catalíticas, ópticas e eléctricas, a aplicação de nanopartículas de cobre tem sido muito importante em questões relacionadas com a saúde. A síntese de nanopartículas de cobre é efectuada principalmente sob a forma de microemulsão.

O CuO também apresenta uma notável atividade antimicrobiana de largo espetro contra bactérias patogénicas. **Sutradhar, et al. 2014** sintetizaram NPs de

CuO com uma gama de tamanhos de 50-100 nm utilizando química verde. Estas nanopartículas apresentam atividade antimicrobiana contra agentes patogénicos como K. pneumoniae, S. dysenteriae e V. cholerae. Noutro estudo, foi demonstrada a atividade antimicrobiana de NPs de CuO com uma gama de tamanhos de 20-95 nm contra MRSA e E. coli **(Ren et al., 2009)**. As NPs de CuO (10-50 nm) apresentam valores de CIM na gama de 250-500 g/ml contra agentes patogénicos orais, tais como F. nucleatum, Porphyomonas gingivalis e S. mutans. **Ahamed, et al. em 2014** sintetizaram nanopartículas de CuO com um tamanho médio de 23 nm e demonstraram uma atividade antimicrobiana significativa contra agentes patogénicos bacterianos como Enterococcus faecalis, enquanto K. pneumoniae não era sensível a estas NPs. Tal como outras nanopartículas, a forma e o tamanho das NPs de CuO também afectam a sua atividade antimicrobiana. A libertação de iões Cu2+ das NPs e a produção de espécies reactivas de oxigénio e de danos no ADN mediada por iões Cu2+ são igualmente referidas. No entanto, outros estudos argumentam que a quantidade de iões Cu2+ libertados das NPs de CuO não é significativa e, por conseguinte, tem pouca contribuição para a atividade antibacteriana das NPs. Foi ainda demonstrado que a geração de ROS não se deve aos iões Cu2+, mas sim à sua forma nanométrica. As nanopartículas de CuO também aumentam a permeabilidade da membrana celular ao ligarem-se fortemente à membrana, facilitando ainda mais a penetração descontrolada das NPs nas células, conduzindo, em última análise, à morte da célula.

As NPs de CuO também induzem a peroxidação lipídica e a depleção dos níveis intracelulares de ATP, provavelmente devido ao comprometimento da membrana celular. A inibição da respiração celular em E. coli mediada por NPs de CuO foi também referida por Wahab, et al. A afinidade de ligação das NPs de CuO a várias biomoléculas desempenha um papel fundamental na sua atividade antimicrobiana. Foi relatada a sua afinidade com aminas e grupos carboxílicos na parede de Bacillus subtilis. As NPs de CuO também se ligam a grupos -SH de proteínas, levando à modificação das proteínas ou à sua desnaturação e inibição de enzimas bacterianas

NANOPARTÍCULAS DE DIÓXIDO DE TITÂNIO (TIO2NPS)

As pastilhas de TiO2 estão a ser amplamente utilizadas mesmo em produtos alimentares, incluindo rebuçados e gomas de mascar com o código E171. Estima-se que um adulto típico dos EUA já esteja exposto a 1 mg/kg de peso corporal por dia de titânio. Devido à sua utilização extensiva em vários produtos comerciais, a produção global de TiO2NPs aumentou consideravelmente e estima-se que seja de 3000 toneladas por ano **(Keller et al., 2013; Piccinno et al., 2012)**. As TiO2NPs apresentam uma atividade antimicrobiana significativa contra vários microrganismos, incluindo B. subtilis, E. coli, E. faecium, K. pneumonia, P. aeruginosa e S. aureus. O valor da CIM das TiO2NPs com uma gama de tamanhos de 62-74 nm contra estas bactérias situou-se na gama de 40-80 g/ml. Noutro estudo, o valor médio da CIM das TiO2NPs contra bactérias importantes formadoras de biofilme oral Aggregatibacter actinomycetemcomitans, F. nucleatum, Prevotella intermedia e P. gingivalis, foi de 1187,5 g/ml **(Vargas-Reus et al., 2012)** [[12] 5]. Uma propriedade importante e exclusiva das TiO2NPs é a atividade fotocatalítica, ou seja, a fotoactivação das TiO2NPs aumenta notavelmente a sua atividade antimicrobiana contra B. fragilis, E. coli, Enterococcus hire, P. aeruginosa, S. typhimurium e S. aureus. As TiO2NPs também têm duas variantes de forma, nomeadamente anatase e rutilo, sendo que a primeira tem maior atividade antimicrobiana do que a segunda. Foi relatado que os cristais de anatase produzem mais ROS intracelular e malondialdeído, exibindo consequentemente o melhor efeito bactericida. As TiO2NPs de anatase podem penetrar mais eficazmente através da membrana celular, levando a danos na membrana e morte celular. **Das, et al. em 2015** propuseram a utilização de TiO2NPs para desinfetar a água contaminada com V. cholerae utilizando a fotoactivação. **Thunyasirinon, et al., em 2015,** demonstraram a eficiência de filtros revestidos com TiO2 para a remoção de M. tuberculosis do ar contaminado. As TiO2NPs possivelmente manifestam a atividade antibacteriana contra bactérias através de danos no ADN após a internalização, inibição da respiração, peroxidação de fosfolípidos de membrana e geração de ROS.

As nanopartículas deste composto têm sido utilizadas em biomateriais com o objetivo de induzir propriedades antimicrobianas. O efeito catalítico eficaz e outras propriedades, como a cor branca, a baixa toxicidade, a elevada estabilidade e eficiência, juntamente com a disponibilidade e o baixo custo, fizeram destas nanopartículas um aditivo adequado para utilização em materiais dentários.

F. NANOPARTÍCULAS DE SILICATO DE CÁLCIO

Os materiais à base de silicato de cálcio (SC) desempenham um papel importante no desenvolvimento de materiais endodônticos que induzem a regeneração do tecido ósseo/cementário e inibem a viabilidade bacteriana. O MTA é um cimento à base de silicato de cálcio (SC) que contém silicato tricálcico, silicato dicálcico, aluminato tricálcico, aluminoferrite tetracálcica, gesso e óxido de bismuto. A bioatividade dos materiais à base de CS levou à sua utilização na construção de estruturas com várias células estaminais para efeitos de regeneração de tecidos. O material à base de CS foi introduzido como um aditivo útil no domínio médico devido à sua alcalinidade, capacidade de formação de apatite e propriedades antibacterianas. Os materiais à base de CS podem promover a regeneração de tecidos duros e têm a capacidade de estimular a diferenciação odontogénica e osteogénica em vários tipos de células, tais como células estromais da medula óssea, células estaminais derivadas da adipose, células da polpa dentária humana e células do ligamento periodontal.

Este material apresenta 2 pontos fracos **(Chang NJ 2015)**

1. a dimensão das partículas do material à base de CS é geralmente micrométrica, o que dificulta a sua injeção, e

2. os materiais tradicionais à base de CS têm uma estrutura mínima de nanoporos, o que limita muito o potencial de administração de medicamentos

Os materiais mesoporosos podem ser utilizados como novos veículos de administração de fármacos com cinética de libertação que pode ser controlada através do ajuste das microestruturas internas ocas. Um material mesoporoso é uma estrutura com poros com diâmetros entre 2 e 50 nm; o seu tamanho é intermédio entre os materiais microporosos (<2 nm) e macroporosos (>50 nm).

Os materiais mesoporosos podem potencialmente atuar como transportadores para carregar biomoléculas e harmonizar a sua libertação. A administração de fármacos orientados é um importante método de terapia tumoral, e a bioatividade dos materiais é de grande importância para promover a regeneração dos tecidos. As nanopartículas de CS mesoporoso (MesoCS) que oferecem uma maior área de superfície foram desenvolvidas para serem combinadas com biomateriais para várias aplicações de bioengenharia, tais como a marcação intracelular de moléculas, a administração de fármacos e a orientação genética.

Foi demonstrado que as nanopartículas MesoCS têm uma morfologia esférica uniforme, canais mesoporosos ordenados e libertação sustentada de iões Ca e Si. As nanopartículas MesoCS têm duas qualidades importantes.

Em primeiro lugar, a nanoestrutura do MesoCS permite que seja preparado como uma pasta injetável para preencher os canais radiculares. Em segundo lugar, as nanopartículas de MesoCS têm áreas de superfície e volumes de poros elevados, o que as torna úteis como transportadoras de antibióticos.

G. NANOPARTÍCULAS DE CLOREXIDINA (CHX)

A clorexidina (CHX) é um antimicrobiano e antifúngico de largo espetro que pertence a um grupo de medicamentos designados agentes antibacterianos anti-sépticos. É utilizada numa gama variada de aplicações em medicina e medicina dentária, sendo mais importante como agente de limpeza tópica pré-cirúrgica. Num trabalho de investigação de Barbour et al, a CHX adsorve-se a superfícies de TiO2 para investigar se a funcionalização de superfícies de TiO2 com CHX reduz a subsequente colonização da superfície por Streptococcus gordonii. Os seus resultados mostraram que a superfície revestida com CHX pode reduzir o crescimento de Streptococcus gordonii, mas a CHX esgota-se rapidamente, conduzindo a um efeito antimicrobiano de curta duração. Natalie et al investigaram a utilização de nanopartículas de hexametafosfato de CHX (HMP) como revestimento agregador poroso em implantes dentários de titânio. As nanopartículas de CHX-HMP preparadas revestidas com Ti mostraram uma libertação sustentada de CHX e uma melhor eficiência antimicrobiana. De acordo com os seus resultados microbiológicos, as unidades formadoras de colónias (UFC) nos poços que continham o Ti revestido com nanopartículas CHX-HMP diminuíram em função do tempo, enquanto as UFC no Ti não revestido permaneceram constantes. Além disso, os seus resultados revelaram a existência de mais bactérias vivas no Ti não revestido do que no Ti revestido com nanopartículas após 24 e 48 horas.

NANOPARTÍCULAS DE AL2O3

Safarabadi M, em 2014, refere em[131] que as nanopartículas de Al2O3 têm estabilidade suficiente, elevada dureza e capacidade para melhorar as propriedades de osseointegração, pelo que são um dos principais candidatos a revestimentos de implantes dentários. **Rsul et al, em 2013,** estudaram um revestimento de nanobiocompósito de um implante dentário que incluía Al2O3 e AgNo3 metálico sobre a força de ligação na interface osso-implante e a reação dos tecidos com o objetivo de melhorar a osteointegração para evitar falhas nos implantes devido a infeção. Revestiram implantes dentários de Ti com um nanobiocompósito de Al2O3 e AgNo3 utilizando o método de deposição electroforética (EFD). Implantaram implantes dentários do tipo parafuso [não revestidos e revestidos com Nano (Al2O3 e AgNo3)] em tíbias de coelhos brancos machos da Nova Zelândia. De acordo com os seus resultados, os parafusos revestidos mostraram que as trabéculas ósseas ocupavam uma base do leito do implante com osteoblastos e osteócitos às 2 semanas. Às 4 semanas, observaram um progresso no processo de cicatrização à volta do implante dentário, incluindo novo osso com canais haversianos, osteoblastos e osteócitos. Sugeriram que o revestimento de um implante dentário com alumina e nitrato de prata por um nanobiocompósito pode levar à formação de uma superfície de implante multifuncional

NANOPARTÍCULAS HÍBRIDAS DE SÍLICA/ÓXIDO DE ZINCO MARCADAS COM N-HALAMINA

Um composto de N-halamina pode ser definido como um composto que contém uma ou mais ligações covalentes azoto-halogénio, geralmente formado pela halogenação de grupos imida, amida ou amina, que possuem propriedades biocidas devido ao estado de oxidação +1 dos átomos de halogeneto nos grupos cloramina (>N-Cl) ou bromamina (>N-Br). O óxido de zinco é geralmente reconhecido como seguro (GRAS) pela administração de alimentos e medicamentos. Estudos recentes relataram a atividade antimicrobiana eficaz das nanopartículas de ZnO contra bactérias relacionadas com os alimentos (por exemplo, Bacillus subtilis, E. coli e Pseudomonas fluorescens), confirmando as suas potenciais aplicações na agricultura e nos alimentos. As nanoestruturas de ZnO mantêm a sua atividade fotocatalítica e perdem os seus sítios activos devido à ausência de agentes de cobertura, resultando em agregações

SISTEMAS COLOIDAIS DE NANOPARTÍCULAS DE ÓXIDOS METÁLICOS

Foram desenvolvidos novos coloides bactericidas contendo nanopartículas para aplicação em medicina dentária, cirurgia maxilofacial, urologia, obstetrícia, ginecologia, otorrinolaringologia e proctologia. Os vários sistemas nanodispersivos coloidais aquosos de metais e óxidos foram obtidos através do método de impulso elétrico - condensação (electroerosão). Estes sistemas baseiam-se em elementos puros e ligas de argentum (Ag), dióxido de titânio (TiO2), óxido de ferro (Fe2O3), óxido de tântalo (TaO), óxido de vanádio (VO2), óxido de cobalto (CoO), dióxido de tântalo TaO2, óxido de zinco (ZnO), óxido de cobre (CuO) e suspensões mistas de óxidos de titânio, alumínio e molibdénio. Foi estabelecido que os valores máximos de atividade antibacteriana contra bactérias dentárias foram demonstrados pelas seguintes soluções aquosas de nanopartículas:

- Prata com a concentração de 1 a 10-5 mg/l;

- Óxido de ferro (II) com a concentração de 1 a 10-6 mg/l;

- Óxido de níquel (II) com uma concentração de 10 a 10-5 mg/l; - Dióxido de titânio com uma concentração de 10 a 10-6 mg/l.

NANOPARTÍCULAS ANTIPLACA

As nanopartículas têm sido sugeridas como soluções antibacterianas e anti-placa úteis para crianças e adultos com cáries dentárias. As nanopartículas metálicas são utilizadas há muito tempo na medicina devido aos seus efeitos bactericidas e bacteriostáticos. As propriedades antibacterianas dos iões metálicos dependem da sua área de contacto superficial. A diminuição do tamanho das nanopartículas (<100 nm de diâmetro) resulta num aumento da área de superfície, aumentando assim as interações com moléculas orgânicas e inorgânicas. Vários estudos demonstraram que as nanopartículas de zinco e cobre são capazes de efetuar alterações estruturais na membrana celular. O ZnO nanométrico apresenta morfologias variáveis e mostra uma atividade antibacteriana significativa num vasto espetro de espécies bacterianas exploradas pelos investigadores. Vários estudos indicam que as NPs de ZnO não são tóxicas para as células humanas. Os vários mecanismos antibacterianos dos nanomateriais são atribuídos principalmente à sua elevada relação área de superfície específica/volume e às suas propriedades físico-químicas distintas. No entanto, os mecanismos precisos estão ainda em debate. O cobre tem uma ação bactericida, principalmente relacionada com a sua capacidade de dar e aceitar electrões num processo contínuo.

NANOPARTÍCULAS DE CARBONATO DE CÁLCIO

O CaCO3 é um dos materiais inorgânicos mais comuns que tem sido utilizado como modificador de viscosidade em muitas áreas industriais, tais como: borracha, plásticos, tintas, papel, tintas de impressão e alimentos. Devido à sua disponibilidade, segurança e lenta biodegradabilidade, as nanopartículas de CaCO3 têm sido utilizadas para a administração controlada de fármacos e para o encapsulamento de diferentes tipos de fármacos, tais como proteínas bioactivas em produtos farmacêuticos. Os testes toxicológicos efectuados por Zhang et al. em células HeLa mostraram que as partículas de carbonato de cálcio podem ser utilizadas como transportadores de fármacos moderadamente não tóxicos. Combes et al. também avaliaram a citotoxicidade das composições de cimento de carbonato de cálcio em células osteoprogenitoras obtidas da medula óssea humana e não revelaram qualquer efeito citotóxico dos cimentos à base de carbonato de cálcio. No entanto, deve ter-se em conta a geração de espécies reactivas de oxigénio (ROS) em concentrações elevadas.

O CaCO3 tem três polimorfos cristalinos anidros: calcite, aragonite e vaterite. Estas diferenças nas formas morfológicas do carbonato de cálcio estão relacionadas com as condições de síntese. A calcite é a forma estável e existe como forma cristalina trigonal na natureza. A sua estabilidade termodinâmica e propriedades mecânicas em mistura com micelas poliméricas foram recentemente investigadas para a libertação sustentada e direcionada de fármacos em células cancerosas. Também foi relatado um contacto direto entre o osso e a calcite metamórfica policristalina CaCO3 sem interposição de tecido mole na interface. A vaterite tem a menor estabilidade e pertence ao sistema cristalino hexagonal. Em contacto com a água, a vaterite pode dissolver-se lentamente e recristalizar-se numa forma estável. Devido à sua grande porosidade e área de superfície, bem como à sua rápida desintegração em condições relativamente suaves, a vaterite pode ser utilizada como um nome ideal para a preparação de um veículo de administração controlada de medicamentos. O tipo aragonite ocorre no sistema ortorrômbico e tem merecido atenção exclusiva da investigação devido às suas propriedades biocompatíveis.

TECIDOS DENTÁRIOS E NANOESTRUTURAS

Embora o esmalte dentário, o cemento e o osso sejam compostos por conjuntos de cristais de apatite carbonatada, o esmalte é invulgar na medida em que não contém colagénio e não se remodela. A auto-montagem da proteína amelogenina em nanoesferas tem sido reconhecida como um fator chave no controlo do crescimento orientado e alongado dos cristais de apatite carbonatada durante a bi-mineralização do esmalte dentário. **Du et al, em 2005,** relataram a formação in vitro de microestruturas de fitas birrefringentes que foram geradas através da montagem supramolecular de nanoesferas de amelogenina.

Estas microfitas têm padrões de difração que indicam uma estrutura periódica de unidades cristalinas ao longo do eixo longo. O crescimento de cristais de apatite orientados ao longo do eixo e paralelos ao eixo longo das microfitas foi observado como in vitro. Os conjuntos lineares (cadeia) de nanoesferas observados como estados intermédios antes da formação das microfitas dão uma indicação importante quanto à função da amelogenina no controlo do crescimento orientado dos cristais de apatite durante a mineralização do esmalte.

Estudos Experimentais em Odontologia com o Uso de Nanomateriais

Embora atualmente exista um número limitado de estudos em que foram utilizados nanomateriais simples ou complexos para a engenharia de tecidos em aplicações dentárias, estes apresentam excelentes perspectivas no apoio à regeneração do esmalte, do complexo pulpo-dentinário, do aparelho periodontal e dos dentes.

Esmalte

Entre os estudos experimentais que levaram à regeneração do esmalte, é necessário distinguir aqueles que, com meios físico-químicos, levaram à precipitação de cristais de HA em forma de prisma daqueles que utilizaram nanomateriais e técnicas de TE.

Em particular, as nanofibras com a sequência de epítopos RGD como função de sinalização nas suas superfícies foram utilizadas para facilitar a fixação, a proliferação e a diferenciação de células do tipo ameloblastos também na presença de moléculas de sinalização.

Complexo pulpo-dentinário

Com base nos conhecimentos actuais sobre a biologia pulpar e dentária, foram seguidos dois caminhos: o transplante celular e o homing celular. No transplante de células, as células estaminais são isoladas, cultivadas in vitro, aumentadas em número, inseridas em scaffolds moles ou hidrogéis com ou sem adição de moléculas sinalizadoras e nanopartículas de fosfato de cálcio e, finalmente, implantadas no local recetor, o espaço endodôntico vazio e estéril. Em vez disso, no homing celular, em que não é necessário isolar e manipular células estaminais in vitro, tenta-se alcançar a regeneração do complexo pulpo-dentinário através da estimulação de células estaminais residuais por meio de moléculas veucolares por hidrogéis.

Recentemente, foram introduzidos nas técnicas os sistemas de entrega core-shell que podem ser produzidos como nanofibras, nanoesferas e andaimes 3D montados/construídos a partir destes e que são obtidos por meio de extrusão de bocal co-concêntrico, geração de microfluídica ou reacções de confinamento químico. Sobre estas últimas técnicas, Kim et al. concluíram, na sua revisão, que "os trabalhos recentes que utilizam novos suportes de biomateriais e factores de crescimento que orquestram o regresso das células endógenas do hospedeiro representam um afastamento das abordagens tradicionais de transplante de células e podem acelerar o transplante clínico".

Aparelho periodontal

No campo da medicina e da medicina dentária, a periodontologia foi uma das primeiras a tentar reparar e regenerar a estrutura e a função dos tecidos danificados, através da utilização de barreiras capazes de conduzir a regeneração exacta dos tecidos duros e moles do aparelho periodontal, evitando a colonização do local danificado por tecidos inadequados (epiteliais/conjuntivos). Estas membranas começaram por ser não absorvíveis e depois adsorvíveis, dando origem a dois tipos de aplicação clínica, a Regeneração Tecidular Guiada (RTG) e a Regeneração Óssea Guiada (ROG). Trata-se de um dos campos mais férteis da investigação clínica aplicada e a recente introdução da utilização de nanomateriais conduziu a novos avanços: por um lado, a utilização de nanopós, mas sobretudo o desenvolvimento de membranas periodontais, tanto para a RTG como para a ROG, obtidas por métodos nanotecnológicos como a moldagem de películas, a filtração dinâmica ou a electrospinning.

Muito interessantes são as membranas periodontais funcionalmente graduadas (FGMs) obtidas por electrospinning: entre elas, é importante recordar as membranas de PLGA electrofiadas, as membranas de gelatina electrofiadas e as membranas de andaimes, PLLA/MWNTs (nanotubos de carbono de paredes múltiplas)/HA de camada única.

A evolução da nanotecnologia permitiu então estruturar membranas com diferentes camadas, como as obtidas por electrospinning multicamada sequencial; são constituídas por uma camada central e duas superfícies funcionais em contacto com o osso (NanoHA) e o epitélio (metronidazol, MET); a camada central é obtida por uma porção central de PLCL (polilactidecaprolactona) e por duas camadas de hidrogéis PLC/PLA (Prilocaína). Um outro exemplo do grau de precisão alcançado na elaboração das membranas nanotecnológicas é o andaime bifásico, constituído por uma membrana de Fused Deposition Modelling (FDM) para o compartimento ósseo e uma membrana microfibrosa electrofiada para o ligamento periodontal, destinado à entrega simultânea dos dois tipos de células (PLC e osteoblastos) permitindo a regeneração simultânea do complexo osso alveolar/ligamento periodontal.

Dente inteiro

Ao longo do tempo, foram tentadas várias técnicas no domínio da regeneração de dentes inteiros, como a montagem de componentes de bioengenharia, a engenharia de pellets, a engenharia de dentes quiméricos e a regeneração de dentes com manipulação genética. Atualmente, as duas vias mais seguidas para a regeneração de todo o dente podem ser identificadas em: regeneração de dentes com base em andaimes e simulação do desenvolvimento embrionário de dentes naturais.

O primeiro método consiste em implantar in vivo um suporte com células estaminais formadas in vitro. No início, a técnica consistia em inserir células de germes dentários de suínos num suporte depois implantado em ratos e dava resultados encorajadores (em cerca de 15% dos casos), mas com formação de estruturas dentárias mais pequenas do que os dentes normais. Seguiram-se resultados notáveis com a utilização do autotransplante em suínos, obtendo-se a regeneração de dentes utilizando células de gemas dentárias isoladas ou combinadas com fluido de medula óssea em scaffold de gelatina-condroitina-hialuronano tri-copolímero. Mais recentemente, com a introdução de nanotécnicas, os andaimes nanofibrosos baseados em PLLA/MWNTs/HA, PLLA/HA ou

Foram utilizados PCL/gelatina com ou sem HA, todos obtidos por electrospinning, e os resultados foram melhores, embora não decisivos.

O segundo método baseia-se na imitação do desenvolvimento embriológico para criar dentes naturais em animais, utilizando células estaminais embrionárias, neurais e derivadas da medula óssea, sem a utilização de um suporte. Foram obtidos dentes perfeitamente formados e depois implantados com sucesso

NANOROBÓTICA EM MEDICINA DENTÁRIA

A nanorobótica é a tecnologia de criação de máquinas ou robôs à escala microscópica de nanómetros ou próxima desta.

Nanorrobô: "um objeto fabricado artificialmente capaz de se difundir livremente no corpo humano e de interagir sozinho com uma célula específica a nível molecular.

Quando os primeiros nanorrobôs dentários de tamanho micrométrico forem construídos, talvez daqui a 10 ou 20 anos, como poderão ser aplicados à medicina dentária? Os nanorrobôs dentários poderão utilizar mecanismos de motilidade específicos para rastejar ou nadar através dos tecidos humanos com precisão de navegação, adquirir energia, sentir e manipular o seu ambiente, conseguir uma penetração segura e utilizar qualquer uma das múltiplas técnicas para monitorizar, interromper ou alterar o tráfego de impulsos nervosos em células nervosas individuais em tempo real.

COMPOSIÇÃO DOS NANORROBÔS

- DIÂMETRO:-0,5-2MICRONS, PEÇAS COM DIMENSÕES 1-10nm
- ELEMENTO PRINCIPAL DO CARBONO
- A ESTRUTURA DIAMONÓIDE DE CARBONO EXTERIOR
- CORPO EM FORMA DE ARANHA.
- NANO COMPUTADORES DE BORDO.

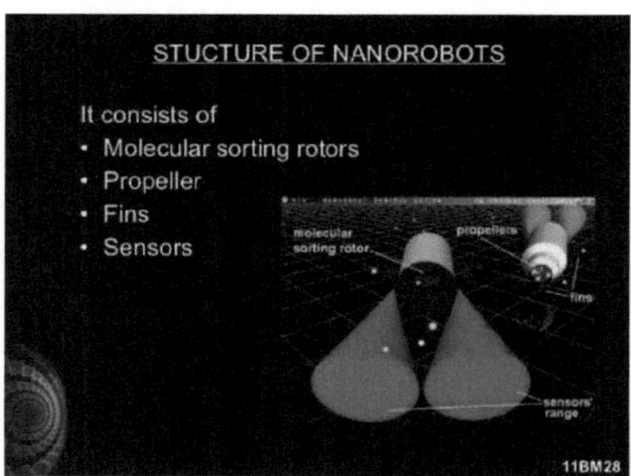

Figura 20: Estrutura do nanorrobô

Estas funções nanorobóticas podem ser controladas por um nanocomputador a bordo que executa instruções pré-programadas em resposta a estímulos de sensores locais. Em alternativa, o dentista pode emitir instruções estratégicas, transmitindo ordens diretamente aos nanorrobôs in vivo através de sinais acústicos ou outros meios - semelhante a um almirante a comandar uma frota.

Em termos simples, a nanotecnologia consiste na manipulação da matéria, átomo a átomo. Tal como os robôs montam carros em fábricas a partir de um conjunto de peças pré-definidas, os nanorrobôs montarão coisas a partir de blocos de construção atómicos e moleculares. Os nanorrobôs exercem um controlo preciso sobre a matéria. Atualmente, apenas podemos fazer crescer certos cristais quase perfeitos em padrões muito simples. Os nanorrobôs permitir-nos-ão construir esses cristais, molécula a molécula, como estruturas atómicas incrivelmente finas, seguindo um plano detalhado. Montar qualquer objeto de tamanho tangível desta forma pode parecer um processo lento e fastidioso. No entanto, milhares de milhões de nanodispositivos a trabalhar em conjunto no mesmo objeto reduzem o tempo necessário em muitas ordens de grandeza. Edifícios construídos a partir de um único cristal de diamante, nanorrobôs que efectuam reparações em células individuais e ambientes inteligentes e dinâmicos fazem todos parte da visão da nanotecnologia. O interesse crescente no futuro das aplicações dentárias da nanotecnologia está a levar ao aparecimento de um novo campo chamado nanodentistry.

Estão a ser feitas tentativas para construir "microrrobôs médicos" para utilização médica in vivo. **Em 2002, Ishiyama et al., da Universidade de Tohku,** desenvolveram minúsculos parafusos giratórios acionados magneticamente, destinados a nadar ao longo de veias e a transportar medicamentos para tecidos infectados ou mesmo a penetrar em tumores e a matá-los com calor. **Em 2005, a equipa de Brad Nelson** comunicou o fabrico de um robô microscópico, suficientemente pequeno (cerca de 200 nm) para ser injetado no corpo através de uma seringa. Esperam que este dispositivo ou os seus descendentes possam um dia ser utilizados para administrar medicamentos ou efetuar cirurgias oculares minimamente invasivas. O grupo de Gorden na Universidade de Manitoba também propôs 'cytobots' e 'karyobots' controlados magneticamente para efetuar cirurgia intracelular e intracelular sem fios.

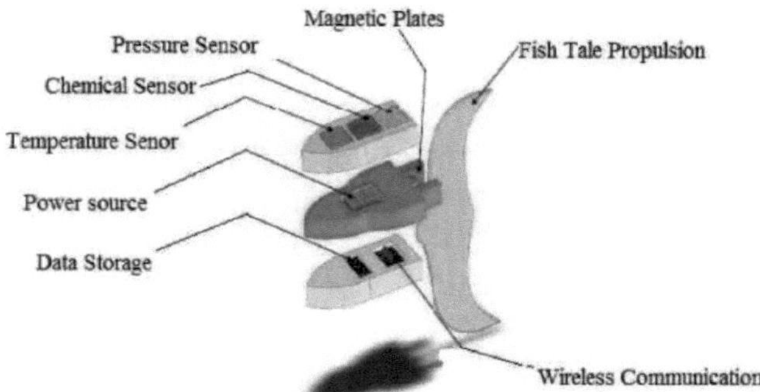

Figura 21: Nanorrobô

O **respirocito**, o primeiro projeto teórico publicado numa revista especializada, descreve um hipotético glóbulo vermelho mecânico artificial ou "respirocito", constituído por 18 mil milhões de átomos estruturais dispostos com precisão[18]. O respirocito é uma molécula esférica transportada pelo sangue, com bombas de superfície selectivas alimentadas por glucose sérica endógena. Este nanorrobô forneceria 236 vezes mais oxigénio aos tecidos do corpo por unidade de volume do que os glóbulos vermelhos naturais e geriria a acidez carbónica, controlada por sensores de concentração de gás e por um nanocomputador a bordo[2].

Microbívoros nanorobóticos

Os fagócitos artificiais chamados microbívoros poderiam patrulhar a corrente sanguínea, procurando e digerindo agentes patogénicos indesejados, incluindo bactérias, vírus ou fungos. Os microbívoros conseguiriam eliminar completamente até as infecções sistémicas mais graves em uma hora ou menos. Os Nanorrobôs não aumentam o risco de sepsia ou choque porque os agentes patogénicos são completamente digeridos em açúcares e afins, que são os únicos efluentes do Nanorrobô.

NANOROBÓTICA CIRÚRGICA

Nanorrobô cirúrgico, programado ou guiado por um cirurgião humano, quando introduzido no corpo através do sistema vascular ou de cavidades. Este dispositivo pode desempenhar várias funções, como a pesquisa de patologias, o diagnóstico e a correção de lesões por nanomanipulação, coordenado por um ficheiro informático de bordo que mantém o contacto com o cirurgião supervisor através de sinais de ultra-sons.

As primeiras formas de nanocirurgia celular já estão a ser exploradas atualmente. Por exemplo, uma micropipeta de vibração rápida (100 Hz) com um diâmetro de ponta inferior a 1 mm foi utilizada para cortar completamente os dendritos de neurónios individuais sem prejudicar a viabilidade celular. A axotomia de neurónios de vermes redondos regenerou-se funcionalmente. A cirurgia com femtolaser efectuou o corte de cromossomas individuais.

NANOREGENERADORES

Poderão criar uma nova classe de dispositivos médicos implantáveis, sensores e aparelhos electrónicos portáteis auto-alimentados, convertendo em eletricidade a energia mecânica proveniente do movimento do corpo, do alongamento dos músculos ou do fluxo de água. Os nano-regeneradores produzem corrente eléctrica dobrando e depois libertando nano-fios de óxido de zinco que são simultaneamente piezoeléctricos e semicondutores. Os nanofios podem ser cultivados em películas à base de polímeros; a utilização de substratos poliméricos flexíveis poderá um dia permitir que os dispositivos portáteis sejam alimentados pelo movimento dos seus utilizadores. "Os nossos corpos são bons a converter a energia química da glicose em energia mecânica dos nossos músculos", explica Wang (docente da Universidade de Pequim e do Centro Nacional de Nanociência e Tecnologia da China), "estes nanogeradores podem pegar na energia mecânica e convertê-la em energia eléctrica para alimentar dispositivos no interior do corpo.

Isto poderá abrir uma enorme possibilidade de dispositivos médicos implantáveis auto-alimentados". A medicina dentária tornará possível a manutenção de uma saúde oral abrangente utilizando nanomateriais, biotecnologia, incluindo a engenharia de tecidos e, em última análise, a nanorrobótica. As novas oportunidades potenciais de tratamento em medicina dentária podem incluir anestesia local, desnaturalização da dentição, cura permanente da sensibilidade, realinhamento ortodôntico completo durante um único consultório, esmalte diamantado covalentemente ligado e manutenção contínua da saúde oral utilizando dentifrobots mecânicos.

VANTAGENS DOS NANORROBÔS

- Construir uma imunidade artificial
- Tratar e combater doenças e restaurar tecidos perdidos a nível molecular
- Não há mal nenhum na sua utilização.
- Cirurgia sem sangue

DESVANTAGENS DOS NANORROBÔS

- O custo de conceção é elevado
- O custo de instalação é elevado
- A manutenção é difícil
- Interface difícil, personalização e conceção complexa.
- Desafios sociais em matéria de ética, aceitação pública, regulamentação e segurança humana.
- Posicionamento e montagem precisos de peças à escala molecular.
- Biocompatibilidade

APLICAÇÕES DA NANOTECNOLOGIA NA MEDICINA DENTÁRIA

Nos últimos anos, tem havido uma investigação notável sobre os nanomateriais, que os fez passar da base teórica para a prática clínica. Atualmente, existe uma vasta gama de aplicações de nanomateriais (Tabela 5) em diferentes subespecialidades da medicina dentária. Como resultado da investigação ativa para o desenvolvimento de novos nanoprodutos, espera-se que a variedade de produtos disponíveis para várias aplicações dentárias aumente consideravelmente num futuro próximo.[319]

Tabela 5: Aplicações de nanomateriais em diferentes subespecialidades da medicina dentária

Discipline	Available Materials
Restorative Dentistry	Ketac™ (3M ESPE, St. Paul, MN, USA), Ketac N100; Nano-ionomers (3M ESPE), Filtek Supreme XT (3M ESPE), Fuji IX GP (GC, Leuven, Belgium), Nano-primer, Premise™ (Kerr/Sybron, Orange, CA, USA), Adper™ Single bond plus Adhesive (3M ESPE), Ceram X™ (DENTSPLY International, Milford, CT, USA).
Regenerative Dentistry and Tissue Engineering	Ostim® (Osartis GmbH, Elsenfeld, Germany), VITOSSO™ (Orthovita-Inc, Malvern, PA, USA), Nano-Bone® (ARTOSS, Rostock, Germany).
Periodontics	Arestin® (Valeant, Bridgewater, MA, USA), Nanogen® (Orthogen, Springfield, IL, USA).
Preventive Dentistry	NanoCare® Gold (Nano-Care, Saarwellingen, Germany)
Orthodontics	Ketac™ N100 Light Curing Nano-Ionomers (3M ESPE), Filtek Supreme Plus Universal (3M ESPE).
Prosthodontics	Nanotech elite H-D plus (Zhermack, Badia Polesine, Italy), GC OPTIGLAZE color® (GC).
Oral Implantology	Nanotite™ Nano-coated implant (BIOMET 3i, Palm Beach Gardens, FL, USA)
Endodontic	**AH plus™ (DENTSPLY International), Epiphany (Pentron Clinical Technologies, Wallingford, CT, USA), Guttaflow® (Coltène, Altstätten, Switzerland).**

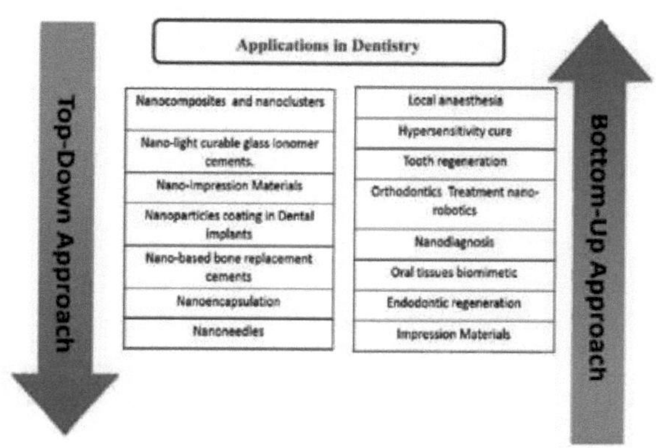

Figura 46: abordagens inovadoras da nanotecnologia e suas aplicações na medicina dentária

Considerando a nano-dentisteria como um desenvolvimento promissor para melhorar as condições e a higiene dentárias, os investigadores têm procurado encontrar novos métodos que expandam os seus conhecimentos e técnicas para fabricar nanomateriais dentários modernos e sistemas de administração de medicamentos. A utilização da nanotecnologia na medicina dentária é descrita principalmente nestas três categorias, incluindo nanorrobótica, nanodiagnóstico e nanomateriais, cada uma das quais com aplicações específicas (como se pode ver na Figura 1)

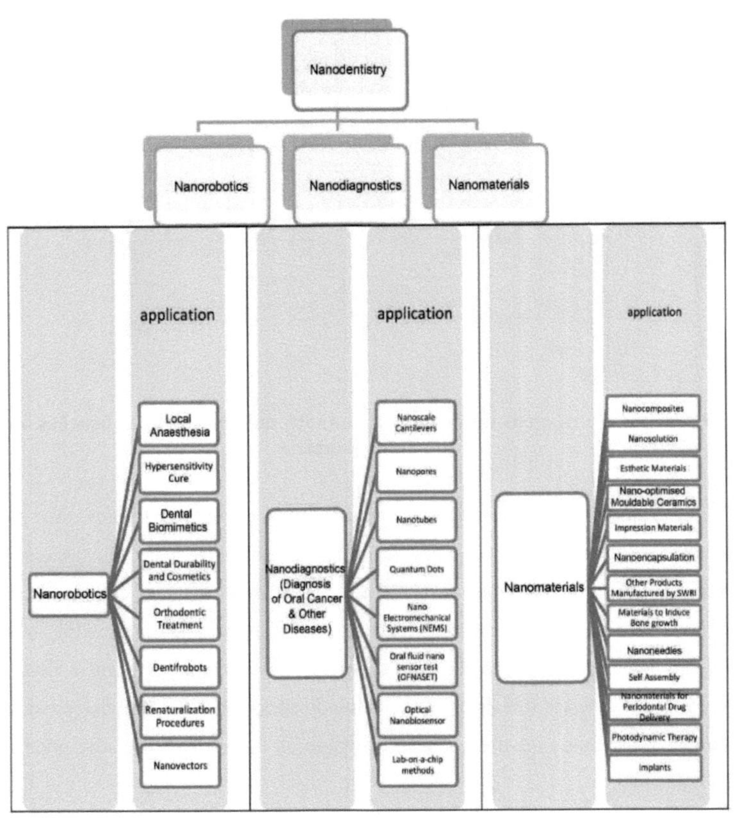
Nanodentistry
Nanorobotics
Nanodiagnostics
Nanomaterials
application
Nanorobotics
Local Anaesthesia
Hypersensitivity Cure
Dental Biomimetics
Dental Durability and Cosmetics
Orthodontic Treatment
Dentifrobots
Renaturalization Procedures
Nanovectors
application
Nanodiagnostics (Diagnosis of Oral Cancer & Other Diseases)
Nanoscale Cantilevers
Nanopores
Nanotubes
Quantum Dots
Nano Electromechanical Systems (NEMS)
Oral fluid nano sensor test (OFNASET)
Optical Nanobiosensor
Lab-on-a-chip methods
application
Nanomaterials
Nanocomposites
Nanosolution
Esthetic Materials
Nano-optimised Mouldable Ceramics
Impression Materials
Nanoencapsulation
Other Products Manufactured by SWRI
Materials to Induce Bone growth
Nanoneedles
Self Assembly
Nanomaterials for Periodontal Drug Delivery
Photodynamic Therapy
Implants

Aplicação da nanotecnologia em ortodontia

Nano-revestimentos em arcos e suportes para reduzir a fricção

O atrito é um dos maiores impedimentos presentes no alinhamento ou retração dos dentes durante o tratamento ortodôntico. Para o ultrapassar, um dos métodos é aplicar forças mais elevadas, o que pode levar à perda indesejável de ancoragem. As outras alternativas são variar o tamanho e a forma do fio, alterar o desenho do braquete ou revestir as superfícies do fio com diferentes materiais que podem ajudar a vencer a resistência ao deslizamento. Estes revestimentos têm sido aplicados quer na superfície do bracket, quer nos fios de S.S. ou NiTi. No ano anterior, muitos investigadores tentaram utilizar o dissulfureto de tungsténio como lubrificante de superfície. **Naveh et al. em 2009**[322] **e Samorodnitzky et al. em 2009**[323] relataram uma redução da fricção após o revestimento de fios de níquel-titânio (NiTi) com nanopartículas de WS2 em laboratório.

Do mesmo modo, os fios de aço inoxidável foram revestidos com um revestimento compósito de níquel-fósforo e nanopartículas de dissulfureto de tungsténio (WS2) do tipo fulereno, colocado por deposição por eletrólise composta. Foram também experimentados revestimentos compósitos de nanopartículas de Co e de WS2 do tipo fulereno. As nanopartículas de WS2 foram incorporadas no revestimento da liga Ni-W-P e não só reduziram o coeficiente de atrito como também ajudaram a melhorar a resistência à corrosão do revestimento.

Tendo em conta a possível toxicidade do WS2, foram utilizados novos revestimentos autolubrificantes com outros metais para além do WS2. Wei et al. sugeriram a utilização de revestimentos de nitreto de carbono (CNx) em fios de aço inoxidável. Do mesmo modo, foram utilizados revestimentos de ZnO. Foram sugeridos revestimentos de ZnO, nanopartículas de dissulfureto de molibdénio e diamante como revestimento de carbono e nitrocarbonetação. O revestimento DLC nanoestruturado também proporcionou uma excelente resistência à corrosão e uma boa elasticidade quando revestido em fios de aço inoxidável.

Fabrico de fios ocos

Os fios ocos são fios revestidos com nanopartículas compósitas de NiTi/Ni-TiO2 através do método de síntese denominado pirólise por pulverização ultra-sónica (USP). A solução precursora para a síntese de partículas esféricas de NiTi é preparada a partir de um fio ortodôntico com uma composição química de Ni (fração x = 51,46%) e Ti (x = 48,54%). Uma fibra têxtil ou de polímero é revestida com nanopartículas de NiTi por electrospinning e, em seguida, a fibra é removida para produzir um fio oco para fins ortodônticos. Este fio poderia potencialmente ter as propriedades de memória de forma e de super elasticidade, ao mesmo tempo que poderia reduzir o material necessário para a produção do fio. No entanto, com a atual seleção dos precursores, do gás de reação e do meio de recolha, foi difícil obter as partículas puras de NiTi desejadas. Por este motivo, é necessário efetuar uma investigação mais aprofundada de diferentes soluções de precursores, gases e meios de recolha.

Braquetes ortodônticos

Um novo material que continha polissulfona incorporada com nanopartículas de alumina dura foi desenvolvido no ano de **2012 pela UC3M** para o fabrico de brackets ortodônticos. O material inovado tinha as propriedades de resistência, fricção reduzida e biocompatibilidade, mantendo a transparência do suporte.

Nano-materiais como nanocargas em ortodontia

Partículas de carga de tamanho nanométrico foram incorporadas na matriz de compósito e nos cimentos de ionómero de vidro. As nanocargas são de dois tipos: nanoclusters e nanopartículas. As nanocargas podem ser preparadas por técnicas como a pirólise por chama, a pirólise por pulverização por chama e os processos sol-gel. A adição de cargas de tamanho reduzido permitiu aumentar a carga de carga, reduzindo assim a contração da polimerização e melhorando as propriedades mecânicas de resistência. Vários estudos testaram a resistência de união de nanocompósitos e nanoionómeros e concluíram que podem ser utilizados para a união ortodôntica. Partículas de carga nanométricas de sílica (10% em peso, diâmetro de partícula < 7 nm) também foram adicionadas aos adesivos ortodônticos. O dióxido de titânio e a zircónia são nano cargas particularmente úteis, uma vez que têm índices de refração muito elevados e requerem menos peso de material do que um material de índice de refração mais baixo para corresponder adequadamente aos índices de refração. A nanozircónia também tem sido utilizada em cimentos de ionómero e proporciona propriedades melhoradas, incluindo uma estética melhorada (por exemplo, baixa opacidade visual), retenção de polimento e radiopacidade em comparação com as composições de ionómero de vidro anteriormente conhecidas. A nanozircónia é modificada à superfície com silanos para ajudar na incorporação da nanozircónia em composições de ionómero.

NANOMATERIAIS APLICADOS EM PRÓTESE DENTÁRIA

Materiais nanométricos em prótese dentária.

Verificou-se que a modificação das superfícies dos implantes de titânio em nanoestruturas pode melhorar a sua integração biológica com os tecidos moles circundantes. **Dorkhan et al. em 2014**[325] modificaram a superfície do implante de titânio por oxidação anódica em nanoescalas com poros na ordem dos 50 nm e verificaram que tanto a vitalidade como o nível de aderência das células dos tecidos moles, como os queratinócitos e os fibroblastos, nas superfícies nanoestruturadas eram semelhantes aos do titânio puro, enquanto a fixação de estreptococos orais nas superfícies nanoestruturadas foi significativamente inferior à do titânio puro, sugerindo que as superfícies nanoestruturadas de implantes metálicos podem ser capazes de melhorar a aderência das células do tecido hospedeiro circundante, minimizando simultaneamente a fixação bacteriana.

Atualmente, muitos estudos demonstraram que o titânio e a liga de titânio com dimensões nanométricas têm melhor biocompatibilidade do que o titânio e a liga de titânio tradicionais. Os investigadores fabricaram nanocristalização de superfícies metálicas através de diferentes métodos para melhorar a atividade biológica do metal. **Lan et al., em 2013,** prepararam uma superfície de titânio nanotexturizada utilizando uma técnica de corrosão química e estudaram os efeitos de uma superfície de titânio nanotexturizada na adesão, proliferação, diferenciação e mineralização de células pré-osteoblásticas murinas in vitro, definindo superfícies rugosas e lisas de titânio puro como controlos. De acordo com os resultados do SEM, formou-se uma nanotextura caraterística na superfície de titânio.

Em 2005, Yao et al. criaram caraterísticas de superfície nanométricas em implantes de titânio e Ti6Al4V através de anodização, que era um método eletroquímico rápido e relativamente pouco dispendioso. Os resultados mostraram que as superfícies anodizadas apresentavam uma rugosidade quadrada média mais elevada em dimensões nanométricas do que as superfícies não anodizadas à base de Ti. O mais importante de tudo é que, em comparação com as respectivas contrapartes não anodizadas, a adesão dos osteoblastos foi melhorada nos substratos metálicos anodizados, de acordo com os resultados de estudos in vitro. Assim, demonstrou-se que a anodização de metais à base de Ti pode criar caraterísticas de superfície nanométricas que podem promover a adesão dos osteoblastos.

Materiais Nanocerâmicos em Prótese Dentária.

A cerâmica tem sido utilizada no fabrico de próteses dentárias devido à sua elevada resistência, cor adequada e baixa condutividade térmica e eléctrica. Atualmente, a coroa dentária de cerâmica inclui principalmente cerâmica de alumina e cerâmica de zircónia.

Uma vez que a baixa ductilidade e a fragilidade da cerâmica influenciam diretamente e limitam o desenvolvimento dos materiais cerâmicos tradicionais, esperamos que a cerâmica nanoestruturada possa oferecer algumas melhorias específicas. Para além disso, as aplicações dentárias de materiais cerâmicos acrescentam requisitos estéticos (cor, translucidez) às especificações mecânicas.

As cerâmicas nanoestruturadas podem satisfazer a necessidade de translucidez das restaurações dentárias. Já foram publicados exemplos de cerâmicas transparentes ou altamente translúcidas (alumina, YAG, etc.), mas não dedicados à aplicação clínica. A nanocerâmica refere-se ao material cerâmico com dimensões nanométricas na fase de microestruturas.

Em comparação com as cerâmicas convencionais, as nanocerâmicas têm propriedades únicas, o que faz com que se tornem temas quentes no estudo da ciência dos materiais. Em primeiro lugar, as nanocerâmicas têm superplasticidade. A cerâmica é essencialmente um tipo de material frágil; no entanto, a nanocerâmica apresenta boa tenacidade e ductilidade. A disposição dos átomos na interface da nanocerâmica é bastante confusa e os átomos são muito fáceis de migrar em condições de deformação forçada. Em segundo lugar, em comparação com as cerâmicas convencionais, a nanocerâmica tem propriedades mecânicas superiores, como a resistência e a dureza, que aumentam significativamente. A dureza e a resistência de muitas nanocerâmicas são quatro a cinco vezes superiores às dos materiais tradicionais. Por exemplo, a 100°C, a microdureza das cerâmicas de nano-TiO2 é de 13.000 kN/mm2, enquanto a das cerâmicas de TiO2 normais é inferior a 2.000 kN/mm2.

Mais importante ainda, a tenacidade das nanocerâmicas é muito superior à das cerâmicas tradicionais. À temperatura ambiente, a cerâmica nano-TiO2 apresenta uma resistência muito elevada. Quando comprimida até 1/4 do seu comprimento original, manteve-se intacta sem se partir.

Li et al., em 2011, relataram as diferentes propriedades físicas dos materiais cerâmicos de nano-ZrO2 em relação aos tradicionais. A dureza do ZrO2 tradicional era geralmente de cerca de 1500 e a sua resistência à fratura era muito baixa, pelo que a rutura ou fissura poderia ocorrer facilmente durante o processamento. No entanto, a dureza das cerâmicas de nanozircónia pode atingir mais de 1.750, um aumento de cerca de 20%. Não só a sua dureza aumenta, como também a resistência à fratura aumenta em conformidade. Wang et al. relataram a influência do teor de nano-ZrO2 nas propriedades mecânicas e na microestrutura do Al2O3 endurecido com nano-ZrO2 e verificaram que o compósito tinha uma melhor tenacidade com 20% de nano-ZrO2, muito adequado para restaurações dentárias em cerâmica pura.

APLICAÇÃO DE NANOCOMPÓSITOS EM MEDICINA ORAL.

Atualmente, o principal material da medicina oral são os materiais de enchimento de resina composta, e a reparação de defeitos dentários com resina composta tem mais de 40 anos de história. As propriedades da resina composta têm algumas deficiências, como a retração da polimerização, sendo fácil a formação de microfissuras, baixa resistência ao desgaste e baixa resistência mecânica. Como as nanopartículas têm propriedades únicas, tais como muitos átomos não emparelhados, menos defeitos de superfície e grande área de superfície, combinadas com polímero com a ocorrência de forte ligação química ou física, têm assim maior resistência e tenacidade. Muitos tipos de nanopartículas têm sido amplamente utilizados na resina composta para medicina oral, como a nanosílica, a nanozircónia, a nanohidroxiapatite e o óxido de nanotitânio, entre outros. A adição de nanopartículas à resina composta pode aumentar a resistência e a tenacidade da resina composta. Devido ao pequeno tamanho das partículas, as resinas compostas com nanopartículas reduzem significativamente o efeito da contração da polimerização e melhoram drasticamente as propriedades físicas. Para além disso, os compósitos que contêm nanopartículas resultam em superfícies lisas com a sua capacidade de polimento fácil, maior resistência à abrasão e dureza da superfície.

APLICAÇÃO DE NANOCOMPÓSITOS EM CIRURGIA ORAL.

Os defeitos ósseos mandibulares causados pelo quisto são um tipo de doença comum na cirurgia oral. As deformidades faciais causadas pelos defeitos ósseos afectam seriamente a aparência dos pacientes. Os implantes ósseos exógenos têm sido habitualmente utilizados para reparar este tipo de defeitos ósseos, os quais, no entanto, apresentam uma fraca biocompatibilidade e uma maior probabilidade de infeção pós-operatória. Alguns nanomateriais, como a nanohidroxiapatite, têm uma excelente biocompatibilidade e demonstraram ter um elevado potencial como materiais de reparação para tratar as doenças orais causadas por defeitos ósseos.

Não só podem ser utilizados como suportes para a formação de novo osso, como também têm a capacidade de promover a diferenciação osteogénica e a biomineralização das células, que desempenham um papel muito importante na reparação de defeitos ósseos. Por exemplo, a adição de nanohidroxiapatite, uma operação simples, pode não só preencher os defeitos ósseos e evitar os problemas de infeção, mas também induzir obviamente a indução de novo osso, o que sugere que deve ter um elevado potencial para ser amplamente utilizado na cirurgia oral.

Num outro aspeto importante, o cancro oral tornou-se uma séria ameaça à vida humana. O maior problema da quimioterapia do cancro oral é atualmente a baixa concentração local do fármaco e a grande toxicidade sistémica. A entrega precisa da dose ao tecido maligno em radioterapia é de grande importância para tratar eficazmente o cancro, minimizando a morbilidade dos tecidos normais circundantes. Vários estudos demonstraram que algumas nanopartículas, como as nanopartículas magnéticas, podem ser utilizadas para a terapia dirigida a tumores. Devido ao pequeno diâmetro das nanopartículas, estas podem ser utilizadas diretamente com o sangue derramado para penetrar uniformemente no local do tumor e no tecido tumoral, melhorando o índice terapêutico dos medicamentos, reduzindo a toxicidade dos medicamentos e obtendo o efeito desejado de regressão completa do tumor. Por conseguinte, a utilização de nanomateriais é um dos meios promissores para destacar com exatidão as células tumorais e administrar a terapêutica especificamente ao tumor para maximizar a morte das células tumorais e poupar o tecido normal.

APLICAÇÃO DE NANOCOMPÓSITOS NA MEDICINA DENTÁRIA PREVENTIVA.

O objetivo da medicina dentária preventiva é a prevenção precoce da cárie dentária em vez da terapia restauradora invasiva. No entanto, a prevenção de lesões precoces de cárie continua a ser um desafio para a investigação dentária. Estudos recentes mostram que a nanotecnologia pode proporcionar novas estratégias na medicina dentária preventiva. Têm sido utilizadas abordagens biomiméticas para desenvolver nanomateriais para inclusão numa variedade de produtos de saúde oral, tais como líquidos e pastas que contêm nanoapatias para a gestão do biofilme na superfície do dente e produtos que contêm nanomateriais para a remineralização de lesões precoces de esmalte de tamanho submicrométrico. A cárie dentária é causada por biofilmes bacterianos na superfície do dente. Os revestimentos de superfície nanocompostos podem tornar a superfície do dente fácil de limpar, prevenir as consequências patogénicas e reduzir a aderência bacteriana. As pastas dentífricas que contêm nanopartículas de apatite podem ser utilizadas para a gestão de nanomateriais de biofilme e podem ser utilizadas como uma abordagem para a remineralização de lesões de esmalte de tamanho submicrométrico.

BIOCHIPS E BIOMARCADORES SALIVARES

Possivelmente, uma das utilizações mais interessantes da nanotecnologia no diagnóstico da saúde oral advém do aparecimento e desenvolvimento de biochips. Os biochips são dispositivos muito pequenos (menos de alguns milímetros) nos quais se encontra disposta uma coleção de locais de teste miniaturizados (microarrays). A principal vantagem das micropastilhas em relação às abordagens mais tradicionais é o facto de poderem ser realizados muitos testes (diagnósticos) em simultâneo, de modo a obter um maior rendimento e rapidez. Os primeiros trabalhos neste domínio relacionados com o diagnóstico dentário começaram em 2002, quando o Instituto Nacional de Investigação Dentária e Craniofacial dos EUA iniciou um esforço concertado de investigação na área do diagnóstico da saliva. O Instituto Nacional de Investigação Dentária e Craniofacial financiou vários prémios para desenvolver microfluídica e sistemas microelectromecânicos (MEMS) para o diagnóstico da saliva, com o objetivo de identificar sistemas tecnologicamente viáveis e apoiar o seu avanço para a comercialização. Este empreendimento único centrou-se no desenvolvimento de tecnologias microfluídicas e MEMS para medir ADN, transcrições de genes (mRNA), proteínas, electrólitos e pequenas moléculas na saliva, bem como correlatos de perfil geral de um estado de doença específico, como as doenças cardiovasculares. Um sucesso particular veio de Segal e Wong, que descobriram que os mRNAs humanos discriminatórios e de diagnóstico estão presentes na saliva de indivíduos normais e doentes. O transcriptoma salivar apresenta um recurso clínico e de investigação adicional, o segundo alfabeto de diagnóstico baseado na saliva para a deteção de doenças. Este trabalho levou ao desenvolvimento de tecnologia de diagnóstico salivar utilizando biossensores MEMS e sistemas nanoelectromecânicos. Estes dispositivos apresentam uma sensibilidade e especificidade requintadas para a deteção de analitos, até ao nível de uma única molécula. Posteriormente, o consórcio de investigação liderado por Wong desenvolveu o teste do nanosensor de fluido oral. Este sistema portátil, automatizado, fácil de utilizar e integrado permite a deteção simultânea e rápida de múltiplos alvos de proteínas salivares e ácidos nucleicos. **Em 2007, Gau e Wong** sugeriram que o teste do nanosensor de fluido oral se destinava à deteção multiplex de biomarcadores salivares para o cancro oral no local de prestação de cuidados. No seu trabalho, demonstraram que a combinação de dois biomarcadores proteómicos salivares (tioredoxina e interleucina-8 [IL-8]) e quatro biomarcadores de ARNm salivares (SAT, ODZ, IL-8 e interleucina-1 beta [IL-1β]) pode detetar o cancro oral com elevada especificidade e sensibilidade.

Outra importante ferramenta emergente no diagnóstico da saúde oral envolve métodos de perfil que estão disponíveis para detetar os níveis de expressão de miRNA e que foram recentemente revistos por Yoshizawa e Wong. Os miRNAs são moléculas curtas de RNA não codificantes que desempenham papéis importantes na regulação de uma variedade de processos celulares.

Outra iniciativa no domínio dos biochips é o trabalho iniciado por Weigum et al. sobre o desenvolvimento de uma técnica de diagnóstico citológico num chip que detecta rapidamente células pré-malignas e malignas com elevada sensibilidade e especificidade.

NANODENTÍSTICA TERAPÊUTICA

A utilização da nanotecnologia no tratamento de doenças dentárias tem suscitado um grande interesse. A sua utilização foi alargada desde o tratamento da hipersensibilidade da dentina, da desinfeção dos canais radiculares e do cancro oral até à utilização mais recente em aplicações de engenharia de tecidos e de administração de medicamentos.

HIPERSENSIBILIDADE DENTINÁRIA

A dentina é protegida de estímulos externos pelo esmalte na coroa ou pelo cemento na raiz. A remoção desta camada protetora expõe os túbulos dentinários subjacentes, alterando a hidrodinâmica da pressão do fluido no interior dos túbulos dentinários, e acredita-se que seja responsável pela hipersensibilidade da dentina. Verificou-se que as GNP são facilmente adsorvidas nas paredes internas dos túbulos dentinários; a aplicação de coloração com prata foi então utilizada para ajudar a ocluir os túbulos abertos e reduzir a sensibilidade da dentina. Depois de escovar os túbulos abertos com GNPs altamente concentradas, a irradiação laser promoveu a agregação de nanopartículas para ocluir os túbulos expostos. Além disso, os nanorrobôs dentários oferecem uma cura rápida e permanente para a hipersensibilidade da dentina, ocluindo os túbulos de forma selectiva e precisa em minutos, utilizando materiais biológicos.

DESINFECÇÃO DOS CANAIS RADICULARES

Várias nanopartículas, como o óxido de zinco e o quitosano, isoladamente ou em combinação, foram incorporadas em cimentos para canais radiculares, numa tentativa de desinfetar os canais radiculares. Não tiveram qualquer efeito sobre a caraterística de fluxo dos cimentos, mas aumentaram a ação antibacteriana, observada por uma redução significativa do Enterococcus faecalis aderente à dentina tratada. O tratamento prévio da superfície da dentina do canal radicular com quitosano fosforilado foi eficaz na manutenção do efeito inibitório de um cimento de canal radicular modificado com quitosano na formação de biofilme na interface cimento-dentina. Os óxidos metálicos, como as nanopartículas de óxido de magnésio, podem ser utilizados como um potencial irrigante do canal radicular com uma atividade antibacteriana promissora em estudos in vitro e ex vivo. Em comparação com a solução convencional de NaOCl (5,25%), as nanopartículas de óxido de magnésio (5 mg/L) mostraram um efeito estatisticamente significativo a longo prazo na eliminação de E. faecalis aderente à dentina do canal radicular.

CÂNCERES ORAIS

Na radioterapia do cancro, as GNP foram concebidas como um radiossensibilizador e causaram a morte celular após radiação gama. A radiossensibilidade das GNP depende do seu tamanho. Na quimioterapia do cancro, foram utilizados veículos de nanodistribuição (por exemplo, nanopartículas carregadas com naringenina em 7,12-dimetilbenz(a)antraceno) para melhorar a estabilidade, bem como a distribuição orientada e controlada de fármacos quimioterapêuticos. Na terapia fototérmica, esta baseia-se na utilização de uma sonda plasmónica e de luz NIR, recentemente introduzida como uma técnica minimamente invasiva para o tratamento de tumores malignos de tecidos profundos, como o OSCC.

Nesta terapia, as GNP, com a sua maior absorvência no NIR e capacidade de converter a luz absorvida em energia térmica, foram utilizadas como uma nanossonda plasmónica. A nanodimensão desta sonda assegura a sua fácil absorção pelo tecido localizado, reduz a sua toxicidade e permite a sua remoção do corpo após o tratamento. Foi tentado melhorar ainda mais a sua biocompatibilidade, revestindo as nanoestruturas de ouro com polímeros termo e pH-responsivos, por exemplo poli(N-isopropilacrilamida-co-ácido acrílico). As nanoestruturas de ouro com orientação nuclear conjugadas com péptidos RGD (arginina-glicina-aspartato) e NLS (sequência de localização nuclear) podem ser facilmente capturadas por células cancerosas (por exemplo, OSCC), perturbando subsequentemente as suas funções (danos no ADN, indução da paragem da citocinese nas células cancerosas) e induzindo a apoptose e a necrose das células. A composição e a forma destas nanoestruturas (por exemplo, nanobastões, nanoesferas e nanocagos) aumentariam ainda mais a sua atividade apoptótica. Para além da perturbação das funções celulares, as nanocápsulas de ouro produzem espécies reactivas de oxigénio que também matam as células cancerosas. A inibição selectiva do crescimento das células cancerosas através da autofagia mediada pela mitocôndria foi obtida por nanopartículas com núcleo de ferro e casca de ouro.

Para além do tratamento do cancro, a nanotecnologia foi também alargada para oferecer uma gestão eficaz da dor disruptiva associada ao cancro. Foi desenvolvido um sistema transbucal de nanodispersão para administrar rápida e eficazmente a analgesia opiácea numa difusão consistente e controlada no tecido alvo. Deste modo, minimiza o risco de sobredosagem nos doentes e também os protege da injeção com agulha. Evita também a degradação enzimática e espontânea do fármaco associada à administração oral.

APLICAÇÃO DA NANOTECNOLOGIA EM PERIODONTOLOGIA

Os cientistas no domínio da medicina regenerativa e da engenharia de tecidos estão continuamente à procura de novas formas de aplicar os princípios do transplante de células, da ciência dos materiais e da bioengenharia para construir substitutos biológicos que restaurem e mantenham a função normal em tecidos doentes e lesionados. O tratamento regenerativo de defeitos periodontais com enxertos, ou procedimento, tem atraído uma enorme atenção dos cientistas de materiais e também de organizações privadas e governamentais devido ao seu considerável potencial financeiro e significado científico. Uma das áreas emergentes é a engenharia de tecidos, que procura desenvolver técnicas e materiais para ajudar na formação de novos tecidos para substituir os tecidos danificados. O objetivo definitivo da terapia periodontal é a criação de um ambiente que conduza à manutenção da saúde, conforto e função da dentição do paciente[139] .

A cirurgia periodontal, como parte do tratamento da doença periodontal, é efectuada principalmente para obter acesso às áreas doentes para uma limpeza adequada, conseguir a redução ou eliminação de bolsas e restaurar os tecidos periodontais perdidos em consequência do processo da doença. A mudança nos conceitos terapêuticos da ressecção para a regeneração teve um impacto significativo na prática da periodontologia nos últimos tempos. A regeneração periodontal leva à formação de novo osso, cemento e ligamento periodontal numa superfície radicular previamente doente. Requer uma sequência de eventos biológicos que incluem a adesão celular, mitogénese, quimiotaxia, diferenciação e metabolismo. Os enxertos ósseos fornecem um enquadramento estrutural para o desenvolvimento, maturação e remodelação do coágulo que suporta a formação óssea em defeitos ósseos. [139]

De acordo com **Ashman em 1992**, um material ósseo sintético ideal deve ser[140] :

(a) Biocompatível.

(b) Capaz de servir de estrutura para a formação de novos ossos.

(c) São reabsorvíveis a longo prazo e têm potencial para serem substituídos pelo osso do hospedeiro.

(d) Osteogénicos, ou pelo menos facilitam a formação de novos ossos.

(e) Radiopaco.

(f) Fácil de manipular clinicamente.

(g) Não apoiar o crescimento de agentes patogénicos orais.

(h) Hidrofílico.

(i) Disponível nas formas particulada e moldada.

(j) Ter atividade eléctrica superficial (ou seja, estar carregado negativamente).

(k) São microporosos e proporcionam uma resistência acrescida à matriz óssea regeneradora do hospedeiro e permitem a fixação biológica.

(l) Prontamente disponível.

(m) Não alergénico.

(n) Eficaz numa vasta gama de situações médicas (por exemplo, cancro, traumatismo e doenças infecciosas que destroem os ossos).

(o) Ter uma superfície suscetível de ser enxertada.

(p) Atuar como matriz ou veículo para outros materiais (por exemplo, indutores de proteínas ósseas, antibióticos e esteróides).

(q) Com elevada resistência à compressão.

ENXERTOS ÓSSEOS NANOCRISTALINOS NA REGENERAÇÃO ÓSSEA

As nanopartículas têm propriedades especiais, incluindo químicas, ópticas, magnéticas e electro-ópticas, que diferem das de moléculas individuais ou de espécies em massa[141] . A caraterística importante dos materiais nanoestruturados é o desenvolvimento da auto-montagem. A auto-montagem é a parte essencial da nanotecnologia. É comum a muitos sistemas dinâmicos e multicomponentes, desde materiais inteligentes e estruturas de auto-cura até sensores em rede e redes informáticas. Ao escolher um material para a auto-montagem, os materiais devem ter um número crítico de grupos carregados, abaixo do qual o processo de montagem não funciona de todo. Para formar uma multicamada estável e bem definida, é necessária uma densidade de carga oposta adequada para os materiais combinados.[141]

A hidroxiapatite nanométrica (NHA) é o principal componente do osso mineral. O osso vivo passa constantemente por um processo de reabsorção-formativo acoplado, conhecido como remodelação óssea. A NHA possui propriedades excepcionais de biocompatibilidade e bioatividade em relação às células e tecidos ósseos, provavelmente devido à sua semelhança com os tecidos duros do corpo. A investigação atual de **Fathi MH em 2008** trata de novas formulações de hidroxiapatite (HA) com vista a aplicações biomédicas melhores e mais eficazes, produzindo este material com propriedades mais próximas das do osso vivo, tais como estruturas nanométricas e monolíticas. A NHA apresenta uma maior área de superfície e espera-se que tenha uma melhor bioatividade do que os cristais mais grosseiros. [142]

Diz-se que os enxertos ósseos em partículas nanométricas imitam o mineral ósseo natural no seu tamanho, composição e morfologia e têm melhores propriedades osteocondutoras do que os enxertos ósseos convencionais. Por conseguinte, as cerâmicas nanométricas podem representar uma classe promissora de substitutos de enxertos ósseos em defeitos intra-ósseos devido às suas propriedades osteointegrativas melhoradas. Por exemplo, as vantagens dos materiais de hidroxiapatite nanocristalina (NCHA) são a sua osteo-condutividade, bio-resorbilidade e contacto próximo do que a HA convencional. Uma caraterística especial dos materiais nanoestruturados é um número extremamente elevado de moléculas na superfície dos materiais. Pode promover a proliferação, migração e sobrevivência das células do ligamento periodontal.[142]

Webstar et al. em 1999[143] avaliaram o efeito da função dos osteoblastos na NHA. A HA cristalina foi preparada através da síntese química húmida estabelecida. Concluiu-se que a adesão e a proliferação dos osteoblastos foram significativamente maiores ($p < 0,01$) na HA nanocristalina (granulometria de 50 nm) do que na HA convencional (granulometria de 250 nm) em todos os períodos de tempo testados. Por conseguinte, a NHA liga-se ao osso e estimula a cicatrização óssea através da estimulação da atividade dos osteoblastos.

Os biomateriais de fosfato de cálcio têm sido amplamente utilizados clinicamente sob a forma de pós, grânulos, blocos densos e porosos e vários compósitos. Estes materiais constituem a principal parte mineral dos tecidos calcificados. No entanto, a presença de fosfato de cálcio no osso apresenta-se sob a forma de cristais semelhantes a agulhas de tamanho nanométrico, com cerca de 5-20 nm de largura por 60 nm de comprimento, com uma fase de apatite não estequiométrica mal cristalizada contendo CO3 2- Na+, F- e outros iões numa matriz de fibras de colagénio.

NANOMATERIAIS PARA ENGENHARIA DE TECIDOS PERIODONTAIS

A engenharia de tecidos é um campo interdisciplinar em evolução que integra a biologia, a engenharia, a ciência dos materiais e a medicina e que se centra no desenvolvimento de substitutos biológicos para restaurar, substituir, manter ou melhorar a função dos tecidos e dos órgãos. Os conceitos de engenharia de tecidos para a regeneração periodontal centram-se na utilização de suportes sintéticos para efeitos de administração de células[144] . Embora o emprego de tais sistemas seja promissor, é muito provável que a próxima geração de materiais se baseie fortemente na nanotecnologia e no seu potencial para produzir sistemas de auto-montagem não biológicos para fins de engenharia de tecidos.[145] **Os sistemas de auto-montagem para sistemas biológicos são aqueles que se submetem automaticamente a montagens pré-especificadas, muito em linha com os sistemas biológicos conhecidos associados a células e tecidos. Utilizando estes**

princípios, é possível construir sistemas à nano, micro ou mesmo macroescala.

A nanotecnologia tem potencial para produzir sistemas de auto-montagem não biológicos para fins de engenharia de tecidos. É possível criar, no futuro, suportes poliméricos para a sementeira de células, a administração de factores de crescimento e a engenharia de tecidos através de nanodispositivos implantados em locais de danos nos tecidos. Dado que os tecidos ou órgãos nativos são compostos por proteínas à escala nanométrica e que as células interagem diretamente com matrizes extracelulares nanoestruturadas (ECM), os nanobiomateriais, como as nanofibras, os nanotubos, as nanopartículas e outros dispositivos nanofabricados com menos de 100 nm em pelo menos uma dimensão, podem contribuir para o crescimento celular e a regeneração dos tecidos. Contudo, os recentes avanços na nanotecnologia permitiram a conceção e o fabrico de microambientes biomiméticos à nanoescala, proporcionando um análogo à MEC nativa.[145]

Atualmente, os materiais disponíveis para tais construções são metais, cerâmicas, polímeros e até materiais compósitos, que ainda não foram desenvolvidos. A utilidade clínica destes materiais de auto-montagem nano-construídos é a sua capacidade de serem desenvolvidos em nanodomínios ou nanofases, conduzindo a blocos de nanoconstrução únicos com capacidades incorporadas de nanocontrolo e nanodistribuição. É bem conhecida a nossa atual capacidade de criar suportes poliméricos para a sementeira de células, a administração de factores de crescimento e a engenharia de tecidos. No futuro, estes processos podem muito bem ser manipulados através de nanodispositivos implantados em locais de danos nos tecidos. Um exemplo que define os benefícios da modelação nanotopográfica é a adição de rugosidade à escala nanométrica, quimicamente gravada, à superfície de suportes porosos de ácido poliláctico-co-glicólico (PLGA) - um método que demonstrou melhorar a adesão e o crescimento das células, bem como a expressão dos componentes da matriz[146] .

Além disso, várias técnicas avançadas, como a polimerização multifotónica e a montagem camada a camada, mostraram que as pistas nanotopográficas têm o potencial de melhorar exponencialmente a conceção dos andaimes. **Prevê-se também que a nanotecnologia desempenhe um papel importante na criação de novas estratégias de regeneração de tecidos (por exemplo, engenharia de lâminas celulares) e na superação de outros obstáculos importantes na engenharia de tecidos - como o desenvolvimento e a caraterização de novos biomateriais e a engenharia de células estaminais.** Por exemplo, estão a surgir ensaios de alto rendimento baseados em micro/nanotecnologias para o rastreio de biomateriais com base em células[147] .

FORMAÇÃO E TRATAMENTO DE BIOFILM

A nanociência também promoveu recentemente conceitos emergentes na ecologia microbiana oral, que poderão em breve redefinir a nossa compreensão da formação e tratamento do biofilme. **S. Filoche em 2010**[14 8J no seu As análises recentes com tecnologias baseadas no ARN ribossómico revelaram a diversidade das populações bacterianas nos biofilmes dentários e destacaram os seus importantes contributos para a saúde e a doença oral. No esmalte, o objetivo parece ser desvendar as formas de imitar o mecanismo nanotecnológico da própria natureza, através do qual a interação cooperativa entre os conjuntos de amelogenina em nanoescala e os cristais de apatite orientados uniaxialmente prossegue[149-150] . A dentina, por outro lado, está ligada a cenários muito mais difíceis. Parece haver um caminho longo e tortuoso para passar dos resultados promissores à transição efectiva da metodologia de engenharia de tecidos dentários do laboratório para o contexto clínico. O domínio do diagnóstico das doenças orais é também objeto de uma rápida evolução. As análises proteómicas por espetrometria de massa, com a sua capacidade de identificar proteínas a níveis de concentração ultrabaixos, têm a possibilidade de melhorar drasticamente a sensibilidade e a eficiência do diagnóstico[151] .

A saliva é atualmente reconhecida como um excelente meio de diagnóstico para a deteção de tumores malignos que se encontram dentro ou fora da cavidade oral[152] . Contendo biomarcadores para várias doenças, cuja identificação está atualmente a ser investigada, a saliva é uma grande promessa para a deteção precoce de doenças e/ou monitorização de resultados terapêuticos através de uma abordagem não invasiva[153].

Outros componentes orais, como o fluido crevicular gengival, as células epiteliais, o hálito e a placa dentária, também têm potencial de diagnóstico[154]. Assim, no futuro da medicina dentária, as restaurações rotineiras e mecanicistas darão lugar a uma prática clínica mais holística, em que cada caso particular é analisado no contexto do organismo como um todo.

Por último, em paralelo com a forte mudança no campo da química, que se afastou da referência tradicional aos efeitos de ligação química forte para o controlo de interações físico-químicas fracas[155] (que deu origem ao próspero quadro prático da automontagem e da química mole/húmida[156]), uma mudança semelhante dos métodos reparadores mecanicamente interferentes para técnicas de remineralização moles pode apresentar uma das correntes mais promissoras na ciência dentária moderna.

Apesar do desenvolvimento aparentemente lento do campo dentário, devemos ter em mente que os campos científicos se desenvolvem em ondas. A informática expandiu-se rapidamente nas últimas duas décadas, enquanto a física teórica estabeleceu os fundamentos da mecânica quântica para o seu lento desenvolvimento subsequente em apenas algumas décadas, no início do século XX.

NANOMATERIAIS PARA A GESTÃO DE DOENÇAS PERIODONTAIS

(A) DENTIFRÍCIO NANORROBÓTICO (DENTIFROBOTS)

A prevenção eficaz reduziu as cáries nas crianças e, em breve, poderá estar disponível uma vacina contra as cáries, mas um dentifrício nanorrobótico de habitação suboclusal, administrado por colutório ou pasta de dentes, poderia patrulhar todas as superfícies supragengivais e subgengivais pelo menos uma vez por dia, metabolizando a matéria orgânica retida em vapores inofensivos e inodoros e efectuando um desbridamento contínuo do cálculo. Estes dentifrobots invisivelmente pequenos (1-10 microns), talvez em número de 10^3 - 10^5 Nanodispositivos por cavidade oral e rastejando a 1-10 microns/segundo, podem ter a mobilidade das amebas dentárias, mas seriam dispositivos puramente mecânicos baratos que se desactivariam em segurança se fossem engolidos e seriam programados com protocolos rigorosos de prevenção oclusal. (Até mesmo as nanomáquinas diamantóides podem ser esmagadas pela trituração dentária, a menos que as suas conchas exteriores tenham uma espessura de pelo menos 10% do raio do dispositivo). Os dentifrobots corretamente configurados poderiam identificar e destruir as bactérias patogénicas que residem na placa bacteriana e noutros locais, permitindo que as 500 espécies de microflora oral inofensiva florescessem num ecossistema saudável.

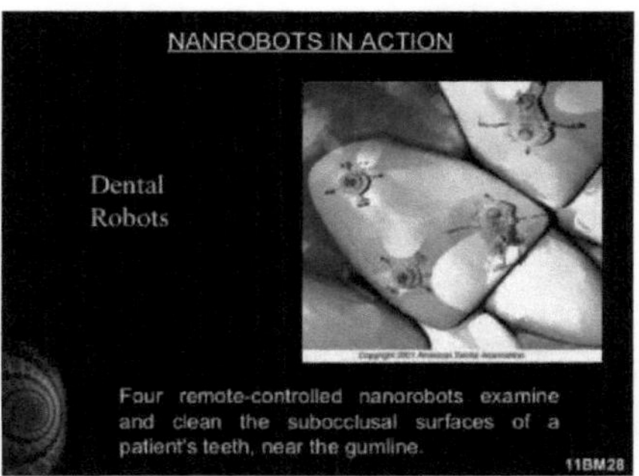

Figura 22: Nanorrobôs em ação

Os dentifrobots constituiriam também uma barreira contínua contra a halitose, uma vez que a putrefação bacteriana é o processo metabólico central envolvido no mau odor oral. Com este tipo de cuidados dentários diários disponíveis desde tenra idade, as cáries dentárias convencionais e as doenças das gengivas desaparecerão nos registos da história médica.

(B) NANOSOLUÇÕES

Produzir nanopartículas únicas e dispersáveis que podem ser adicionadas a vários solventes, tintas e polímeros nos quais são dispersas de forma homogénea.

A nanotecnologia nos agentes de ligação garante homogeneidade e, por isso, o operador pode agora estar totalmente confiante de que o adesivo está sempre perfeitamente misturado[72].

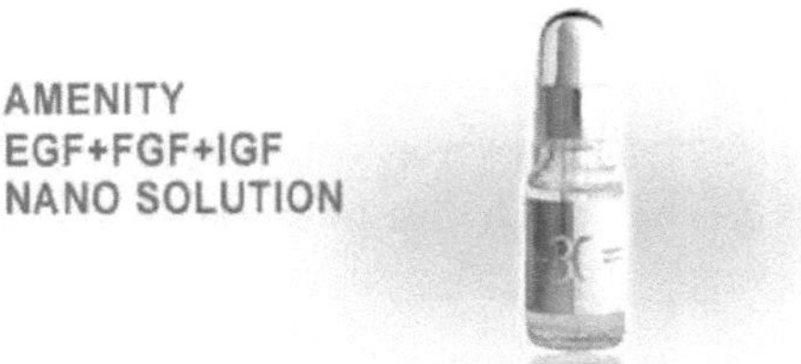

Figura 23: Nanosolution

(C) NANOFIBRAS

As nanofibras com menos de 100 nm de diâmetro, incluindo nanobastões, nanoplaquetas, nanotubos, nanofibrilhas e fios quânticos, são outros dos principais nanomateriais que estão a ser amplamente explorados para várias aplicações, entre as quais a gestão das doenças periodontais poderia ser um alvo privilegiado.

O suporte biodegradável sintético tridimensional concebido com nanofibras constitui uma excelente estrutura para a adesão, proliferação e diferenciação das células. Por conseguinte, as nanofibras, independentemente do seu método de síntese, têm sido utilizadas como suportes para a engenharia de tecidos músculo-esqueléticos (incluindo osso, cartilagem, ligamento e músculo esquelético), engenharia de tecidos cutâneos, engenharia de tecidos vasculares, engenharia de tecidos neurais e suportes para a administração controlada de fármacos, proteínas e ADN.

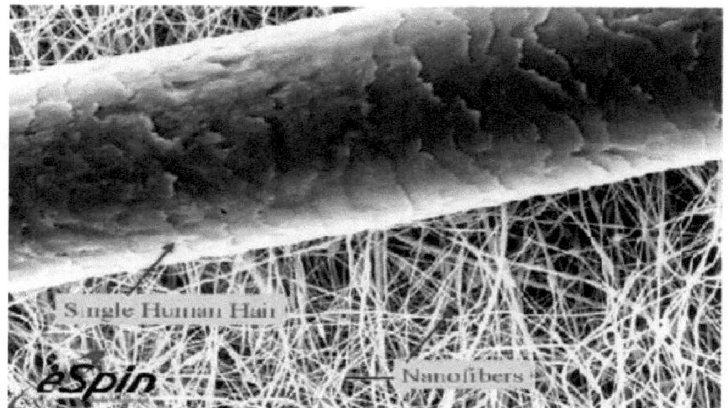

Figura 24: Materiais poliméricos naturais como nanofibras[27] .

Os polímeros naturais oferecem a vantagem de serem muito semelhantes, muitas vezes idênticos, às substâncias macromoleculares presentes no corpo humano. Por conseguinte, o ambiente biológico está preparado para reconhecer e interagir favoravelmente com os polímeros naturais. Alguns dos polímeros naturais utilizados como biomateriais são o colagénio, o ácido hialurónico, a gelatina, o quitosano, a elastina, a seda e a proteína de trigo.

Os polímeros sintéticos representam a maior classe de biomateriais **(Peter et al 1998; Cooper et al 2004)**. Foi utilizada uma grande variedade de polímeros sintéticos para formar nanofibras. Estes incluem PLA **(Tu et ai 2003; Yang et al 2004)** poli(tereotalato de etileno) (PET) **(Ma et al 2005)** para a engenharia de tecidos de vasos sanguíneos; PLC **(Li et al 2005)** na engenharia de tecidos neurais e cartilaginosos; e vários compostos copoliméricos como PLLA-CL como ECM biomimético para células musculares lisas e endoteliais **(Mo et al 2004).**

APLICAÇÕES DAS NANOFIBRAS [,222 7,]33

Já foram descritos anteriormente vários métodos para o fabrico de suportes a utilizar na engenharia de tecidos **(Atala e Lanza 2002)**. No entanto, na última década, o sistema de nanofibras foi desenvolvido e explorado como potencial suporte para a engenharia de tecidos **(Ma e Zhang 1999; Li et al 2002; Smith e**

Ma 2004; Ma et al 2005). Em virtude da sua elevada área de superfície e porosidade, têm potencial para melhorar a adesão das células e proporcionar um excelente ambiente micro/nano para as células crescerem e desempenharem as suas funções normais **(Doshi e Renekar 1995; Stupp et al 1997; Zhang e Ma 2000).** Por conseguinte, o sistema de nanofibras tem sido utilizado como suporte para aplicações de engenharia de tecidos.

NANOFIBRAS PARA ENGENHARIA DE TECIDOS ÓSSEOS

A conceção de um suporte para a engenharia do tecido ósseo baseia-se nas propriedades físicas do tecido ósseo, como a resistência mecânica, o tamanho dos poros, a porosidade, a dureza e a arquitetura 3D global. Para a engenharia do tecido ósseo, é preferível um suporte com um tamanho de poro entre 100-350 µm e uma porosidade superior a 90% para um melhor crescimento das células/tecidos e, consequentemente, uma melhor regeneração óssea.

NANOFIBRAS PARA ENGENHARIA DE TECIDOS DE CARTILAGEM

O tecido da cartilagem articular tem uma capacidade limitada de reparação devido à reduzida disponibilidade de condrócitos e à ausência total de células progenitoras na vizinhança da ferida para mediar o processo de reparação. Por conseguinte, a engenharia de tecidos é uma abordagem potencialmente promissora para regenerar o tecido cartilagíneo. Um dos métodos de engenharia do tecido cartilagíneo consiste na utilização de suportes 3D combinados com condrócitos ou células progenitoras **(Tuli et al., 2003).**

NANOFIBRAS PARA ENGENHARIA DE TECIDOS LIGAMENTARES

As rupturas dos ligamentos resultam numa cinemática anormal da articulação e, frequentemente, em danos irreversíveis do tecido circundante, conduzindo a doenças degenerativas dos tecidos, que não cicatrizam naturalmente e não podem ser completamente reparadas por métodos clínicos convencionais. Recentemente, os métodos de engenharia de tecidos que envolvem nanofibras foram empregues com êxito para responder a este desafio **(Lin et al., 1999)**. Em particular, as nanofibras alinhadas melhoraram a resposta celular e, por conseguinte, foram exploradas como suportes para a engenharia de tecidos ligamentares.

NANOFIBRAS PARA ENGENHARIA DE TECIDOS MOLES E MATERIAL DE ENXERTO

A engenharia de tecidos moles é uma excelente alternativa, não só para fechar a ferida, mas também para estimular a regeneração da derme. Juntamente com o colagénio, vários outros polímeros naturais e sintéticos têm sido explorados para a engenharia de tecidos moles **(Matthews et al 2002)**; no entanto, a utilização destes biomateriais como nanofibras tem sido muito limitada. **Min et al 2004** desenvolveram nanofibras não tecidas de fibroína de seda por electrospinning para a engenharia de tecidos moles. Devido à sua elevada porosidade e à elevada relação entre a área de superfície e o volume, verificou-se que as nanofibras de fibroína revestidas com colagénio de tipo 1 promovem a adesão e a disseminação de queratinócitos/fibroblastos. Por conseguinte, as nanofibras de fibroína da seda mostram potencial para serem desenvolvidas como um suporte para a engenharia de tecidos moles.

Um enxerto com PLGA-Poly(ácido lático-co-glicólico) nano-estruturado no exterior (promovendo a função das células musculares lisas) e PLGA convencional no interior (promovendo a função das células endoteliais) pode ser utilizado para melhorar a integração no tecido vascular justaposto e, assim, aumentar a eficácia do implante.

APLICAÇÃO DE NANOFIBRAS DE ALUMINA NA ENGENHARIA DE TECIDOS

A osteointegração é um requisito importante para a implantação óssea e dentária. Foi demonstrado que uma diminuição do tamanho das

caraterísticas da superfície pode melhorar a osteointegração (Webstar 2001).

A alumina, a titânia, a HA e os seus compósitos são os materiais mais bem estudados para aplicações dentárias e ortopédicas. Devido à semelhança entre a geometria física da HA e da nanofibra de alumina, Price et al colocaram a hipótese de as nanofibras de alumina poderem melhorar a osteointegração **(Price et al 2003)**. Estudaram a influência das nanofibras de alumina no comportamento das células de osteoblastos. Os seus resultados demonstraram que as nanofibras de alumina melhoraram a adesão das células e a síntese de marcadores fenotípicos osteoblásticos, como a fosfatase alcalina e o cálcio **(Webstar et al 2005)**.

Os estudos acima referidos demonstram que as nanofibras de carbono e alumínio podem ser materiais promissores para aplicações de engenharia de tecidos ortopédicos/dentários.

(D) NANO IMPRESSÃO[72]

O material de impressão está disponível com aplicação de nanotecnologia. Os nanoenchimentos são integrados nos vinilpolissiloxanos, produzindo um material de impressão de siloxano de adição única. A principal vantagem do material é o facto de ter um melhor fluxo, propriedades hidrofílicas melhoradas e, por conseguinte, menos espaços vazios na margem e melhor vazamento do modelo, o que aumenta a precisão dos detalhes. Nome comercial - Nanotech Ellite H-D+.

(E) CURA DA HIPERSENSIBILIDADE[157]

A hipersensibilidade da dentina é outro fenómeno patológico que pode ser passível de uma cura nanodentária. A hipersensibilidade da dentina pode ser causada por alterações na pressão transmitida hidrodinamicamente à polpa. Esta etiologia é sugerida pela descoberta de que os dentes hipersensíveis têm uma densidade superficial de túbulos dentinários 8 vezes maior - e túbulos com diâmetros duas vezes maiores - do que os dentes nanossensíveis. Existem muitos agentes terapêuticos para esta condição dolorosa comum que proporcionam um alívio temporário, mas os nanorrobôs dentários reconstrutivos poderiam ocluir selectiva e precisamente túbulos selecionados em minutos, utilizando materiais biológicos nativos, oferecendo aos pacientes uma cura rápida e permanente.

Ao chegar à dentina, os nanorrobôs entram nos orifícios tubulares dentinários com 1 a 4 μm de diâmetro e dirigem-se para a polpa, guiados por uma combinação de gradientes químicos, diferenciais de temperatura e até pela posição de navegação, tudo sob o controlo do nanocomputador de bordo, de acordo com as instruções do dentista. Existem muitos caminhos para os nanorrobôs viajarem da dentina para a polpa. Devido aos diferentes padrões de ramificação tubular, a densidade tubular pode representar um desafio significativo para a navegação. Assumindo um caminho total de comprimento de cerca de 10 mm da superfície do dente para a polpa e uma velocidade de viagem modesta de cerca de 100 pm\second, Nanorobots pode completar a viagem para a câmara pulpar em aproximadamente 100 segundos. A presença de células naturais que estão constantemente em movimento à volta e no interior dos dentes, incluindo fibroblastos gengivais e pulpares humanos, cementoblastos, odontoblastos e bactérias no interior dos túbulos dentinários, linfócitos na polpa ou na lâmina própria, sugere que essa viagem seja possível através de nanorrobôs de tamanho celular com mobilidade semelhante[23] . Uma vez instalados na polpa, e tendo estabelecido o controlo sobre o tráfego de impulsos nervosos, os nanorrobôs dentários analgésicos podem ser comandados pelo dentista para eliminar toda a sensibilidade no dente selecionado que requer tratamento. Quando o dentista passa o ícone do dente desejado no monitor de controlo portátil, o dente é imediatamente anestesiado. Após a conclusão do procedimento oral, o dentista ordena aos nanorrobôs, através das mesmas ligações de dados acústicos, que restaurem todas as sensações, que abandonem o controlo do tráfego nervoso e que se retirem do dente por um caminho semelhante. **Esta técnica analgésica é favorável ao paciente, uma vez que reduz a ansiedade e a fobia de agulhas, e o mais importante é a sua ação rápida e completamente reversível.**

(F) BIOMIMÉTICA: AMLOGENINAS, HIDROXIAPETITE, REPLICAÇÃO E REPARAÇÃO DO ESMALTE [7]

É bem sabido que muitos dos tecidos mineralizados são constituídos por blocos de construção nanométricos auto-montados produzidos pela biomineralização mediada pela matriz. **A compreensão do mecanismo subjacente à biomineralização e a sua adaptação à ciência dos materiais para desenvolver materiais e estruturas funcionais é designada por "Biomimética".**

Talvez o local mais tentador para a especulação sobre a fase de nanorestauração da estrutura dentária seja o facto de a nanotecnologia imitar processos que ocorrem na natureza (biomimética), como a formação do esmalte dentário.

Um estudo in vitro recente realizado por Wang e colegas em 2008 elucidou melhor o mecanismo de interação entre nanoesferas, nanopartículas e nanobastões de amelogenina em pontos críticos durante o processo de crescimento dos cristais de HA. Os resultados oferecem mais provas

para a cooperatividade na correspondência interfacial entre nanofases orgânicas e inorgânicas que podem assemelhar-se a processos que ocorrem na formação real do esmalte. Noutra tentativa de imitar a formação do esmalte, Uskokovic' e colegas, em 2008, descreveram uma sinergia entre a auto-montagem de proteínas, a proteólise (através de um papel fundamental das metaloproteases-20 da matriz (MMP-20), também conhecidas como enamelisina) e a cristalização. O aparecimento de um papel interativo da amelogenina na auto-montagem macromolecular e na mineralização do esmalte para uma segunda proteína, a enamelina, também foi recentemente descrito por Fan e colegas em 2009.

A regularidade da montagem da nanosfera de amelogina em microfitas também foi observada por Du e colegas em 2005, que levantaram a hipótese do papel fundamental da amelogenina na direção e ordenação do crescimento dos cristais de apetite.

Assim, os papéis fundamentais de vários tipos de nanoestruturas parecem inerentes à formação do esmalte dentário na natureza.

As nanopartículas de hidroxiapatite utilizadas para tratar defeitos ósseos são

- Ostim (Osartis GmbH, Alemanha)HA(hidroxiapatite)
- VITOSS(Orthovita, Inc., EUA)HA+TCP(Fosfato tricálcico)

NanoOss(Angstrom Medica, EUA)HA

(G) NANO AGULHAS[72]

Foram desenvolvidas agulhas de sutura que incorporam cristais de aço inoxidável nanométricos.

Nome comercial-Sandvik Bioline, agulhas RK91 tm (AB Sandvik, Suécia)

Estão também a ser desenvolvidas nanopinças que tornarão possível a cirurgia celular num futuro próximo.

(H) NANO ANESTESIA[72]

Um dos procedimentos mais comuns em medicina dentária é a injeção de anestésico local, que pode implicar longas esperas e diferentes graus de eficácia, desconforto para o paciente e complicações. Alternativas bem conhecidas, como a estimulação eletrónica transcutânea do nervo, a anestesia eletrónica demodulada por células (CDET) e as técnicas transmucosas, intra-ósseas ou tópicas, têm uma eficácia clínica limitada. Para induzir a anestesia oral na era da Nanodentistry, os profissionais de medicina dentária instilarão uma suspensão coloidal contendo milhões de "partículas" de nanorrobôs dentários analgésicos activos de dimensão micrométrica na gengiva do paciente. Depois de entrarem em contacto com a superfície da coroa ou da mucosa, os nanorrobôs ambulantes chegam à dentina migrando para o sulco gengival e atravessando sem dor a lâmina própria ou a camada de tecido solto com 1 a 3 micrómetros de espessura na junção cementodentinária. Ao chegarem à dentina, os nanorrobôs entram nos orifícios dos túbulos dentinários com 1 a 4 micrómetros de diâmetro e avançam em direção à polpa, guiados por uma combinação de gradientes químicos, diferenciais de temperatura e até navegação posicional, tudo sob o controlo do nanocomputador de bordo, conforme as instruções do dentista. Existem muitas vias à escolha. A densidade do número de túbulos dentinários é tipicamente de 22.000mm^{-2} perto da junção dentino-esmalte, 37.000mm^{-2} a meio caminho entre a junção e a parede pulpar, e 48.000mm^2 perto da polpa na dentina coronal, com a densidade do número ligeiramente inferior na raiz (por exemplo, 13.000mm^2 perto do cemento). O diâmetro dos túbulos aumenta mais perto da polpa, o que pode facilitar o movimento do nanorrobô, embora as aberturas dos túbulos circumpulpares variem em número e tamanho. Os padrões de ramificação dos túbulos podem representar um desafio significativo para a navegação, porque exibem um sistema de anatomização canalicular intrincado e profuso que atravessa a dentina intertubular, com a densidade de ramificação dentinária mais abundante em locais onde a densidade dos túbulos é baixa.

Os túbulos dentinários são contínuos entre a dentina primária e a dentina secundária regular, mas não entre a dentina primária e a dentina secundária irregular. A dentina secundária regular torna-se altamente esclerosada, e muitas aberturas de túbulos na superfície externa da dentina podem ficar completamente incluídas em algumas circunstâncias, exigindo provavelmente um desvio significativo por parte dos nanorrobôs dentários. (Por outro lado, um pequeno número de microcanais, túbulos grandes ou túbulos gigantes, com diâmetros de 10 a 50 microns ou mesmo maiores, pode existir em alguns casos, possivelmente permitindo um trânsito mais fácil). Assumindo um comprimento total de trajeto de cerca de 10 mm desde a superfície do dente até à polpa e uma velocidade de deslocação modesta de 10 microns/s, os nanorrobôs podem completar a viagem até à câmara pulpar em aproximadamente 100 segundos. A presença de células naturais que estão constantemente em movimento à volta e dentro dos dentes - incluindo fibroblastos gengivais e pulpares humanos, cementoblastos na junção cemento-dentinária, bactérias dentro dos túbulos dentinários, odontoblastos perto da fronteira polpa/dentina e linfócitos dentro da polpa ou da lâmina própria - sugere que essa viagem deve ser viável por Nanorrobôs de tamanho celular com mobilidade semelhante. Uma vez instalados na polpa e tendo estabelecido o controlo sobre o tráfego de impulsos nervosos, os nanorrobôs dentários analgésicos podem ser comandados para acabar com toda a sensibilidade em qualquer dente que necessite de tratamento. Quando o ícone do dente pretendido é premido no ecrã do controlador portátil, o dente selecionado fica imediatamente dormente (ou mais tarde, sob comando, desperta).

Uma vez terminados os procedimentos orais, os nanorrobôs (através das mesmas ligações de dados acústicos) restabelecem todas as sensações, abandonam o controlo do tráfego nervoso e saem do dente por vias semelhantes às utilizadas para a entrada; em seguida, são aspirados.

Os analgésicos nanorobóticos oferecem maior conforto ao doente e reduzem a ansiedade, não necessitam de agulhas, têm uma maior seletividade, ação reversível e evitam a maioria dos efeitos secundários e complicações.

(I) ENTREGA DE MEDICAMENTOS[30]

Recentemente, Pinon-Segundo et al., em 2005, produziram e caracterizaram nanopartículas carregadas com triclosan através do processo de emulsificação-difusão, numa tentativa de obter uma nova forma de administração adequada para o tratamento da doença periodontal. As nanopartículas foram preparadas utilizando poli (D,L -lactic- coglycolide), poli (D,L-lactic) e ftalato de acetato de celulose. O poli (álcool vinílico) foi utilizado como estabilizador. Os lotes foram preparados com diferentes quantidades de triclosan para avaliar a influência do fármaco nas propriedades das nanopartículas. Foram obtidas nanopartículas sólidas com menos de 500 nm de diâmetro. Estas partículas de triclosan comportam-se como um sistema de libertação homogéneo do tipo matriz polimérica, com o fármaco (triclosan) molecularmente disperso. A cinética de libertação indica que a zona de esgotamento se desloca para o centro do dispositivo à medida que o fármaco é libertado, o que sugere que a difusão é o fator de controlo da libertação. Os nanomateriais, incluindo a esfera oca, a estrutura núcleo-casca, os nanotubos e os nanocompósitos, têm sido amplamente explorados para a libertação controlada de fármacos. É concebível que todos estes materiais possam ser desenvolvidos para dispositivos de libertação de fármacos periodontais no futuro. Os fármacos podem ser incorporados em nanoesferas compostas por um polímero biodegradável, o que permite a libertação temporizada do fármaco à medida que as nanoesferas se degradam. Isto também permite a administração de fármacos em locais específicos.

(J) NBF GINGIVAL GEL®

Trata-se de um NANO-BIO FUSION GEL altamente funcional, criado pela primeira vez por NanoBio Fusion, um processo em que a nanotecnologia se funde com a biotecnologia. O resultado é a criação de uma Nano-emulsão, composta por ultra-finas (Nano-partículas) de Vitamina C, Vitamina E, Extrato de Própolis, Oligossacárido de Quitosano, Carboximetilcelulose Sódica, Óleo de Hortelã-Pimenta, Xilitol, Mentol, Glicerina e Agentes Quimioterapêuticos como Triclosan, Monoflourofosfato de Sódio, Polietileno Glicol, Sacarina Hidratada de Sódio, Benzoato de Sódio.

Quadro 4: Ingredientes do gel gengival NBF com funções melhoradas por Nano Tech

Ingredients	Functions
Vitamin C in Nano **form**	Vitamin C is a naturally occurring powerful antioxidant essential for gums and soft tissue healing such as tongue, cheeks, palate, gingiva and floor of the oral cavity. Vitamin C in Nano form is 10 times more potent than, even 100 times smaller particles of vitamin C
Vitamin E in Nano **form**	Vitamin E is a naturally occurring proven powerful antioxidant which works in synergy with vitamin C. It plays an important role in maintaining the integrity of the cell membrane and re-epithelization of gum tissue.
Propolis in Nano **Form**	Propolis often comprises more than 180 natural compounds, many of which are concentrates of powerful antioxidants, plant flavonoids and phenols. Propolis possesses antibacterial, antifungal, anti-inflammatory, analgesic and immune stimulating properties. Propolis possess high anti-cariogenic and anti-biofilms activity and it is able to inhibit cariogenic bacteria and oral biofilms formation

Chitosan oligosaccharide (COS)	Chitosan oligosaccharide (COS) is an enzymatic product of chitosan with various biological activities that have been widely used in the fields of pharmaceutics, regenerative medicine, biotechnology, and agriculture. COS can maintain a stable fibroblast growth factor conformation and prolong its biological activity. Chitosan oligosaccharide alleviates the inhibitory effect
Cellulose gum	Cellulose gum is a natural, highly purified product derived from different wood sources. The cellulose preparation forms a completely insoluble fiber network. Cellulose containing gum reduces the clinical signs of periodontal disease
Peppermint oil	Peppermint (Mentha piperita) oil is one of the most popular and widely used essential oil. In the essential oil from M. piperita, menthol is identified as the major compound, followed by menthyl acetate and menthofuran. Antibacterial effect of peppermint oil shows an inhibitory effect on the proliferation of staphylococci. Its antibiofilm property shows biofilm inhibition in fungal strains helps to decrease pathogenesis and drug resistance
Xylitol	Xylitol is natural nutritive sweetener which has effect on microbiome of saliva and plaque. It reduces levels of streptococcus mutans and lactobacillus in saliva and plaque
Menthol	Menthol is a covalent organic compound obtained from peppermint or other mint oil or made synthetically through a chemical process. It is commonly used in oral hygiene products and bad breath remedies. Its antimicrobial activity has been demonstrated against several strains of Gram positive and Gram-negative bacteria. It can act as anti-plaque and anti-gingivitis agent

Glycerin	Glycerin acts as an astringent on oral mucosa. Glycerin is used in gum astringents which helps in healing of ulcer as well as has anti-inflammatory property. They have germicidal, fungicidal, anesthetic and healing property. When applied they can provide soothing cooling and astringent effect
Triclosan	Triclosan (2,4,4',-trichloro-2'-hydroxydiphenylether) is a non-ionic antibacterial agent with broad spectrum activity against both gram-positive and gram-negative organisms. Effects on gingival inflammation have been primarily attributed to the antibacterial and anti-plaque effect of triclosan. Triclosan blocked the production of prostaglandin E2 (PGE2) in human gingival fibroblast cultures which were stimulated by interleukin 1β (IL-1β). The effect of triclosan was due to a pronounced effect on the production of specific mediators of inflammation, such as the prostaglandins. The inhibitory effect of triclosan on cyclooxygenase and 5-lipoxygenase activity is most likely the mechanism of its reported anti-inflammatory action
Sodium Monoflouro phosphate	Sodium Monoflourophosphate is generally used in dentifrices. It has anti-plaque and anti-gingivitis property
Polyethelene Glycol	Polyethelene Glycol is a polyester compound derived from petroleum. It is used in sustained release sparfloxacin chip. Sparfloxacin chips provide immediate effect upon pocketing, bleeding on probing, and crevicular fluids flow and completely eradicate the pathogens present in the periodontal pocket
Sodium Benzoate	Sodium Benzoate has been shown to affect oral microorganisms in a similar way to that of fluoride by reducing the acid tolerance of the oral flora causing cell death. Since preservatives such assorbate and benzoate could be concentrated in plaque using the same mechanisms described for fluoride concentration, the acid

	stress of oral streptococci in plaque is enhanced by these preservatives

Modo de ação

- A boca é naturalmente um ambiente húmido, pelo que o tempo de contacto dos medicamentos aplicados topicamente é limitado, resultando numa redução da potência e da eficácia dos medicamentos.

  As nanopartículas ultrapassam este problema devido ao seu tamanho ultrafino. São muito mais eficazes a penetrar rapidamente nas células do que as suas congéneres de tamanho normal

- É criada uma película protetora nano-bioactiva a partir de poderosos antioxidantes solúveis e não bioacumulativos.

- Desta forma, o gel permite nutrir, rejuvenescer, suavizar e proteger o tecido bucal através de uma maior absorção, melhor potência clínica e menor toxicidade, permitindo resultados visíveis em apenas alguns minutos após a aplicação do NBF Gingival Gel.

- O poderoso Nano-gel com infusão de antioxidantes reduz os radicais livres, que, para além da acumulação de bactérias, são factores que contribuem para a inflamação das gengivas.

- A própolis e as vitaminas C e E possuem excelentes propriedades antioxidantes.

Benefícios e utilizações

Mucosite, gengivite e xerostomia no cancro

A mucosite e a gengivite induzidas pela quimioterapia e pela radioterapia são as mais comuns e difíceis de tratar, não estando atualmente disponível nenhum tratamento eficaz e definitivo.

A vantagem comprovada e definitiva **do NBF GEL** é que alivia espontaneamente o desconforto induzido pelas formas mais difíceis de Mucosite Oral devido a terapias contra o cancro. **O NBF GEL** forma uma camada protetora sobre a mucosa oral, proporcionando alívio da dor e favorecendo o processo normal de cicatrização (actuando muito rapidamente a nível celular). Assim, **o NBF Gel** permite aos doentes com cancro comer e beber mais confortavelmente. **O NBF Gel** é muito eficaz no tratamento da xerostomia ***nos doentes com cancro.***

Em medicina dentária,

Os problemas que os dentistas enfrentam para proteger e tratar os tecidos gengivais e mucosos, para além das suas cirurgias, tais como planeamento radicular, extração de dentes, cirurgia de retalho, fixação de próteses, etc. **O NBF Gel** será uma grande ajuda e ferramenta na prática dentária.

Revitalização e proteção da gengiva e da mucosa nos seguintes aspectos

A. Protege a regeneração natural da gengiva após cirurgia gengival / periodontal / pericoronal / abcesso periapical / retalho / apicoectomia.

B. Apoia o processo natural de cicatrização de feridas na gengiva afetada pelo uso de aparelhos / dentaduras / pontes / coroas / feridas de mordida / dente partido, qualquer outro tipo de trauma ou lesões na cavidade oral.

C. Raspagem sub e supra-gengival, planeamento radicular e enxerto de recessão gengival.

D. Proteção da gengiva e dos tecidos moles orais após um tratamento a laser ou após operações aos seios nasais, outras intervenções pré-protésicas e qualquer tipo de cirurgia primária/secundária; após a colocação de implantes ou após a aplicação de ligaduras em pacientes com fracturas dos ossos maxilares, após biópsia, após remoção de quistos ou torus, lesões patológicas, fendas labiais e palatinas e outras intervenções cirúrgicas.

E. Após o reajustamento da prótese/do aparelho, aplicar o gel. O paciente pode comer e beber nos 10 minutos seguintes à aplicação do **NBF Gingival Gel.**

O NBF Gel será sempre um remédio caseiro para bebés e adultos para a boca, dentes, feridas, queimaduras, cortes, furúnculos superficiais, bálsamo labial, elixir bucal, pasta de dentes e para o mau hálito.

(J) NANOPARTÍCULAS MAGNÉTICAS

Entre os muitos tipos de nanoestruturas, as nanopartículas magnéticas de óxido de ferro com núcleo em concha são os transportadores de fármacos mais utilizados em estudos biomédicos [8[15, 15] 9]. A clorexidina (CHX) é um antissético bis-biguanida de segunda geração. Actua na membrana citoplasmática interna; por conseguinte, é um tipo de substância ativa da membrana. É di-catiónica a níveis de pH superiores a 3,5. Previne a acumulação de placa bacteriana; por conseguinte, é um agente antiplaca e antigengivite [[160]] e reduz a aderência de Porphyromonas gingivalis às células epiteliais[161] . Pode ser bacteriostático ou bactericida, dependendo da dose. Actua contra uma vasta gama de bactérias, incluindo bactérias Gram-positivas e Gram-negativas, dermatófitos, vírus lipolíticos e fungos.

No entanto, a aplicação de CHX é limitada devido à inativação no fluido corporal e à citotoxicidade para as células humanas, especialmente em altas concentrações. Para superar as limitações da CHX, **Tokajuc et al. em 2017** [[162]] sintetizaram nanossistemas compostos por nanopartículas magnéticas revestidas de aminosilano funcionalizadas com clorexidina (MNP@CHX). Na presença de saliva humana, as MNPs@ CHX apresentaram uma atividade bactericida e fungicida significativamente maior contra microrganismos planctónicos e formadores de biofilme do que a CHX livre. Além disso, a CHX ligada às MNPs tem uma maior capacidade de restringir o crescimento de biofilmes de espécies mistas em comparação com a CHX livre. A despolarização observada das mitocôndrias em células fúngicas tratadas com MNP@CHX sugere que a indução do stress oxidativo e a oxidação das estruturas fúngicas podem fazer parte do mecanismo responsável pela morte do agente patogénico. As nanopartículas funcionalizadas com CHX não afectaram a proliferação das células hospedeiras nem a sua capacidade de libertar a citocina pró-inflamatória, IL-8. A utilização de MNPs como transportador de CHX tem um grande potencial para o desenvolvimento de nanossistemas anti-sépticos.

NANOTOPOGRAFIA E RESPOSTAS DAS CÉLULAS ESTAMINAIS

Vários estudos demonstraram que a nanotopografia é um dos principais factores que determinam o destino das células estaminais, especialmente a diferenciação destas células[163], e que as interações das células estaminais com os biomateriais, a diferenciação e a migração destas células respondem a diferentes caraterísticas nanotopográficas[164-168]. **As células estaminais permanecem normalmente no seu ciclo mitótico, a menos que sejam guiadas por um estímulo externo que as leve a diferenciarem-se em células mais especializadas**[163]. Um dos principais factores que tem sido observado para guiar a diferenciação das células estaminais é a presença e a composição dos componentes da matriz extracelular (MEC). A presença de fibrilhas de colagénio com diâmetros que variam entre 15 e 300 nm proporciona ancoragem celular e apresenta pistas para a diferenciação das células estaminais[167]. As células ligam-se à MEC através de pontos de ligação como as integrinas (proteínas transmembranares) que formam ligações com sequências de aminoácidos específicas que se encontram na rede da MEC. Estas ligações provocam uma cascata de vias de sinalização que afectam diferentes processos celulares, como a migração, a proliferação e a diferenciação[168]. Várias caraterísticas do substrato, como o tamanho[169], o espaçamento lateral[169], a química da superfície[170], e a geometria[171] das nanofuncionalidades desempenham um papel importante no agrupamento e ativação das integrinas.

Por exemplo, foi demonstrado que as células estaminais mesenquimais de rato tinham uma adesão, propagação e diferenciação máximas em nanotubos de TiO2 alinhados verticalmente com um diâmetro de 15 nm (que é semelhante ao espaçamento teórico dos receptores de integrina na superfície celular). Uma mudança no diâmetro dos nanotubos revelou uma alteração significativa no comportamento das células[169], por exemplo, a atividade da quinase de adesão focal (FAK) foi máxima em tubos de TiO2 com 15 nm de diâmetro em comparação com tubos de 100 nm de diâmetro.

EFEITOS DA NANOTOPOGRAFIA NAS CÉLULAS PROGENITORAS ENDOTELIAIS

Observou-se que as células progenitoras endoteliais (EPCs) se diferenciam em células endoteliais[11721] , um dos principais tipos de células responsáveis pela vasculatura no tecido ósseo, e se comportam de acordo com as caraterísticas à escala nanométrica de um substrato[173-178]]. Por exemplo, o crescimento e a diferenciação das EPCs podem ser controlados por uma nanotopografia do tipo ridge-groove gerada em intervalos de 1200 nm e 600 nm de profundidade[173]]. Embora a bioquímica celular endotelial não tenha sido alterada, as EPC cultivadas em nanotopografia de substrato formaram estruturas de bandas alinhadas após 6 dias[173]]. O estudo também mostrou que a formação de tubos capilares longos e de paredes finas era muito mais proeminente em superfícies nanoestruturadas do que em superfícies não estruturadas. Embora tenha sido observada uma proliferação reduzida em tipos de células como as células musculares lisas e as células estaminais embrionárias humanas (hESCs)[175-179]], as EPCs demonstraram uma maior velocidade de migração e adesão em substratos nanotopográficos lineares [180]]. **A presença de caraterísticas nanotopográficas, como ranhuras lineares e longas no substrato, também demonstrou ajudar a manter a morfologia das EPCs alongadas durante um longo período sem causar qualquer diminuição do crescimento celular e aumentar a taxa de formação de capilares em comparação com as EPCs cultivadas em superfícies planas.** Embora se tenha demonstrado que a nanotopografia afecta as células a nível proteico [181] , o que sugere uma alteração a nível genético em resposta às caraterísticas do substrato à nanoescala, observou-se que não ocorre qualquer alteração nos marcadores específicos do endotélio caraterísticos das EPC cultivadas em superfícies nanoestruturadas [173]].

EFEITOS DA NANOTOPOGRAFIA NAS CÉLULAS ESTAMINAIS DA MEDULA ÓSSEA

Vários estudos observaram uma resposta óbvia das células estaminais derivadas da medula óssea à topografia dos materiais, e estas células desencadeiam uma vasta gama de respostas, tais como alterações na adesão, disseminação, proliferação e respostas genómicas [182188]. Por exemplo, a nanotopografia tem um efeito notável nas interações entre as células estaminais mesenquimais humanas (hMSCs ou células estaminais derivadas da medula óssea) e o substrato, influenciando a formação da adesão focal, a organização do citoesqueleto e as propriedades mecânicas celulares [9][1181]. Além disso, **Berry et al. em 2006**[119(11] demonstraram que a presença de ilhas à escala nanométrica formadas pela desmistura de polímeros provocou uma resposta na morfologia celular, resultando num corpo celular mais pequeno. Um trabalho recente que utilizou células estaminais derivadas da medula óssea mostrou que estas células reagiam à nanotopografia de ilhas 2D, mostrando uma adesão celular e diferenciação osteogénica. Observou-se também que as células da medula óssea expostas às Nanoilhas expressam longos processos filamentosos que se acredita serem filipódios. Estas extensões são longas e finas em proporção ao corpo celular e acredita-se que sirvam como pontos de interação entre as células e as nano-ilhas. A hipótese é que os filipódios sejam um dos principais métodos das células para recolher informações sobre o ambiente que as rodeia[191]. As extensões de filipódios foram observadas em vários outros tipos de células, como fibroblastos, células endoteliais e macrófagos, quando interagem com micro e nano-recursos fabricados [192 194]. Uma vez que os filipódios tenham encontrado uma caraterística apropriada, os lamelipódios são estabelecidos, o que causa o movimento das células em direção ao local[195].

A caraterização da adesão focal, nomeadamente a quinase de adesão focal (FAK) e a vinculina, e o rearranjo da actina forneceriam dados sobre a forma como a topografia afecta as respostas celulares. Por exemplo, **Yim et al. em 2010**[1189] observaram que as expressões da FAK e da vinculina nas hMSCs alongadas diferiam das expressões das hMSCs cultivadas em superfícies não estruturadas. A vinculina e a pFAK recrutadas por adesão focal estão distribuídas uniformemente pelas hMSCs cultivadas em superfícies não padronizadas, mas estão localizadas nos pólos das hMSCs cultivadas nas nanoestruturas. Além disso, **Berry et al. em 2006**[1190] referiram que, em vez de aderirem, se diferenciarem e proliferarem, as células apresentavam uma morfologia aglomerada e ainda emanavam filipódios.

As integrinas transmembranares ligam-se ao substrato de um lado e ligam-se a diferentes proteínas associadas às adesões focais, como a FAK, quinase associada à adesão focal, e fibras de tensão de actina. Estas integrinas desempenham um papel importante na regulação da motilidade e do comportamento celular quando as células estaminais da medula óssea são expostas a nanoestruturas[1 90].

APLICAÇÃO DA NANOTECNOLOGIA EM IMPLANTES

ABORDAGENS NANOTECNOLÓGICAS PARA MELHORES IMPLANTES DENTÁRIOS [245]

A substituição do dente e do osso por implantes e placas metálicas é um dos procedimentos cirúrgicos mais frequentemente utilizados e bem sucedidos. A introdução de implantes modernos começou com o trabalho de Branemark, que em 1969 observou que uma peça de titânio embutida em osso de coelho ficava firmemente presa e era difícil de remover. Este facto levou Branemark a caraterizar cuidadosamente a formação de osso interfacial nas superfícies dos implantes de titânio e a demonstrar uma excelente osseointegração. Os implantes dentários baseados no **trabalho de Branemark foram introduzidos em 1971. A prótese total da anca foi desenvolvida pela primeira vez por Charnley em 1962**, com aço inoxidável utilizado para a haste e a esfera anexa. A principal contribuição de Charnley foi a adaptação do cimento PMMA da medicina dentária para fixar a haste femoral e a cúpula acetabular. Após décadas de investigação subsequente na indústria e no meio académico, os implantes evoluíram, com uma elevada percentagem de taxa de sobrevivência e longevidade. A investigação resultou numa melhor conceção, melhores materiais e uma experiência clínica mais alargada em comparação com os primeiros anos de desenvolvimento dos implantes. Pode argumentar-se, no entanto, que o progresso tem sido lento e gradual. Ainda estamos a utilizar praticamente as mesmas ligas descritas nos trabalhos de Branemark e Charnley, muitas das quais foram originalmente desenvolvidas pela indústria aeroespacial. As provas científicas para determinar o sucesso (ou insucesso) dos implantes dentários nos Estados Unidos são quase inexistentes, uma vez que não dispomos de um registo nacional que descreva a taxa e as causas dos insucessos. Existem, evidentemente, outras vias para alertar os clínicos sobre as falhas dos implantes: a literatura revista pelos pares, outros registos nacionais (a Academia Americana de Cirurgiões Ortopédicos (AAOS) está a patrocinar um nos Estados Unidos para os implantes da anca e do joelho), alertas da Food and Drug Administration, recolhas de fabrico, laboratórios de recuperação de implantes em todo o país e no mundo, estudos de recuperação de implantes em colaboração com investigações de acompanhamento clínico, acções judiciais colectivas e apresentações da sociedade. O desenvolvimento de informações recuperáveis relevantes para os dispositivos médicos é necessário para compreender o desempenho global de um determinado implante e para melhorar a próxima geração de implantes médicos. Para melhorar a conceção dos implantes, os programas de recuperação de implantes devem ser coordenados com estudos de resultados clínicos que incluam o historial e os registos médicos do doente. A análise de falhas de implantes não só ajuda os fabricantes a conceberem melhores produtos, como também permite aos médicos compreenderem melhor a forma como o implante interage com o corpo e quais os melhores implantes para a situação específica de um doente. Em 2003, foram efectuados mais de 700.000 procedimentos de implantes dentários nos Estados Unidos e mais de 1,3 milhões de procedimentos na Europa. Cerca de 1 milhão de ancas e joelhos artificiais são implantados todos os anos nos Estados Unidos, segundo dados de 2006. As próteses de anca e joelho têm uma taxa de sucesso superior a 90% e os implantes dentários têm uma taxa de sucesso superior, de 90-95%.

Os implantes dentários têm uma história longa e bem sucedida. A percentagem de insucesso é muito baixa, aproximadamente 5%, provavelmente devido a infeção, rejeição, perda óssea acelerada e fraca osseointegração com afrouxamento do implante. **(Pye AD 2009)**[246] A causa mais frequente de insucesso é a formação óssea insuficiente à volta do biomaterial imediatamente após a implantação. **(Christenson EM 2007)**[247] Por conseguinte, esta é uma área em que são necessárias melhorias. Isto está a tornar-se ainda mais importante, uma vez que os clínicos estão a insistir em tempos de cicatrização mais rápidos. Consequentemente, a maioria das modificações no desenho do implante tem como objetivo reduzir o tempo de espera necessário antes da carga. É aqui que a superfície do implante e a interface dos tecidos são fundamentais. **(Coelho PG 2009)**[248] Os actuais produtos químicos e morfologias da superfície são controlados, na melhor das hipóteses, ao nível dos microns, mas a resposta dos tecidos é principalmente ditada por processos controlados à nanoescala. Compreender e controlar as reacções interfaciais ao nível nanométrico é a chave para o desenvolvimento de novas superfícies de implantes que eliminem a rejeição e promovam a adesão e a integração no tecido circundante.

Neste caso, a primeira via promissora é a engenharia de superfícies que incluiria topografia e/ou revestimentos à nanoescala para uma melhor e mais rápida osseointegração de implantes concebidos para funcionar durante toda a vida do indivíduo. No entanto, a literatura que descreve e compara as diferentes abordagens é frequentemente confusa. A nível mundial, existem 80 empresas que produzem 220 implantes dentários diferentes, pelo que a comparação é muitas vezes difícil.[246] Da mesma forma, existem poucos estudos controlados que comparem simultaneamente diferentes implantes, especialmente no contexto clínico. Muitas vezes, os fabricantes não têm interesse em participar em competições frente a frente com os seus rivais, e os clínicos não têm, frequentemente, um número suficiente de pacientes ou motivação para iniciarem estes estudos por si próprios. Para além disso, existem variações na população de doentes que podem influenciar o sucesso do implante. Não existem diretrizes comummente aceites para a conceção de topografias de superfície ou para a deposição de revestimentos, e as provas clínicas são frequentemente contraditórias. Como descrito mais adiante, isto pode dever-se ao fraco controlo dos factores associados às técnicas de fabrico e não necessariamente ao desenho em si. Um problema crítico é como traduzir os resultados dos estudos de cultura de células in vitro realizados em superfícies modelo em condições pristinas para a conceção e fabrico de materiais de implante tridimensionais (3D) com formas complexas que funcionarão no ambiente oral humano agressivo.

O segundo desafio científico consiste em desenvolver uma nova geração de materiais para implantes que combinem as vantagens da cerâmica, em particular a sua inércia, com uma resposta mecânica comparável à das ligas para implantes dentários. As propriedades únicas dos materiais cerâmicos, incluindo a sua extraordinária resistência à corrosão e excelente estética, tornam-nos candidatos apelativos para muitas aplicações dentárias. No entanto, as suas propriedades mecânicas inferiores, particularmente a resistência à fratura, têm até agora dificultado a sua utilização comercial, especialmente em situações de suporte de carga. Este é um problema particular na conceção de implantes porosos ou implantes com superfícies rugosas e porosas para uma melhor osseointegração. Embora a porosidade melhore a osseointegração, o aumento da porosidade pode facilmente resultar numa diminuição da resistência e na fratura com cargas relativamente baixas. Através de novas tecnologias de fabrico, estas limitações podem ser ultrapassadas. O seu potencial ainda não foi concretizado.

As soluções para estes desafios científicos têm um benefício que se estende para além da construção de implantes. Podem oferecer-nos um caminho para a resolução de um objetivo muito mais desafiante: a construção de um verdadeiro dente biológico. A base técnica para um neo-dente incluirá provavelmente superfícies de implante que se ligam rapidamente ao osso e superfícies oclusivas que oferecem resistência durante a mastigação. Entretanto, precisamos de estratégias para melhorar os actuais implantes dentários metálicos, através de modificações da superfície do implante, quer através da aplicação de novos revestimentos cerâmicos, quer através da modelação das superfícies do implante.

MODIFICAÇÕES DE SUPERFÍCIE DE IMPLANTES DENTÁRIOS

REVESTIMENTOS CERÂMICOS

Foram desenvolvidos vários revestimentos para melhorar a capacidade de ligação de um implante aos tecidos vivos, em particular ao osso. A ideia é aplicar uma camada cerâmica fina que se ligará tanto ao implante como ao tecido circundante, promovendo simultaneamente a aposição óssea. Os materiais de revestimento candidatos são compostos bioactivos capazes de promover a fixação, diferenciação e formação óssea das células. Os materiais bioactivos mais prevalentes são os fosfatos de cálcio (CP), como a hidroxiapatite (HA) ou o fosfato tricálcico (TCP), e os vidros bioactivos. Quando implantadas, estas cerâmicas bioactivas formam uma camada de apatite carbonatada (HCA) nas suas superfícies através de dissolução e precipitação. Esta fase é equivalente em composição e estrutura à fase mineral do tecido ósseo. Ao mesmo tempo, as fibrilas de colagénio podem ser incorporadas nos aglomerados de apatite. A sequência de eventos é mal compreendida, mas parece ser: adsorção de moléculas biológicas e ação de macrófagos, fixação de células estaminais e diferenciação, formação de matriz e, finalmente, mineralização completa. **(Boyan BD 2001[12491] , Kasemo B 2000[125 o1] , Hench LL 1993 & 2004 ')[12512521]**

Os estudos em animais demonstraram que, em comparação com os implantes não revestidos, os implantes com uma fina camada de CP melhoraram significativamente a ligação interfacial do tecido ósseo durante um período de vários meses. Além disso, numerosos estudos histológicos realizados por **Wheeler DL em 2001[12531] , Buser D. em 1991[12541] , Caulier H em 1997[12551]** fornecem provas de que os implantes revestidos produzem uma interface mais fiável com o osso do que a osteointegração mecânica do Ti. O revestimento de ligas de implantes com CPs é, portanto, vantajoso; facilita a união entre uma prótese e o tecido ósseo e, consequentemente, aumenta a integridade a longo prazo. Os benefícios surgem durante a cicatrização e os subsequentes processos de remodelação óssea, incluindo um tempo de cicatrização mais rápido, uma melhor formação óssea, uma ligação implante-osso mais firme e uma redução da libertação de iões metálicos. No entanto, o revestimento de implantes dentários não é isento de controvérsia. Estudos ortopédicos clínicos recentes realizados por **Camazzola D em 2009[12561] , Gandhi R em 2009[12571] , Stilling M em 2009[12581]** indicam que não existe uma vantagem clara na utilização de revestimentos de HA para o componente femoral dos implantes da anca. A situação com os implantes dentários não é diferente; existem relatórios contraditórios sobre a eficácia dos revestimentos de HA, uma vez que é difícil comparar revestimentos aplicados através de diferentes métodos. Assim, a questão da utilidade do revestimento não está totalmente resolvida.

Idealmente, os revestimentos devem ser adaptados para exibir os atributos biológicos prescritos para cada aplicação específica. Devem ter uma forte adesão ao implante e uma boa fixação ao osso. A sua microestrutura e taxas de dissolução devem ser programadas para corresponder ao processo de cicatrização in vivo, e podem servir de modelos para a administração in situ de fármacos e factores de crescimento nos momentos necessários. Os requisitos essenciais da nova família de revestimentos incluem: (1) boa aderência ao implante, (2) fixação ao osso, (3) gradiente fino e controlo da espessura com taxa de dissolução programada nos fluidos corporais, e (4) capacidades terapêuticas. Estes aspectos são abordados de seguida.

REVESTIMENTOADERÊNCIA DO IMPLANTE

A maioria dos relatórios indica que as técnicas de revestimento atualmente disponíveis proporcionam uma aderência inadequada dos revestimentos CP às ligas de Ti. As resistências de ligação citadas, 15-30 MPa, são muito baixas. São necessários estudos sistemáticos dos factores químicos e microestruturais que controlam a resistência interfacial e a tenacidade para otimizar a estabilidade mecânica dos revestimentos. Os princípios-chave para a ligação de cerâmicas a metais, elucidados na última década, podem orientar essa investigação, mas ainda é necessário desenvolver procedimentos normalizados para testar a adesão e uma compreensão clara dos mecanismos de falha interfacial no ambiente corporal.

FIXAÇÃO AO OSSO

O conhecimento dos processos biológicos que ocorrem na interface biomaterial-tecido é da maior importância para prever a integração do implante e a resposta do hospedeiro. Os dois principais modos de fixação são: (1) mecânico, em que o implante tem uma superfície rugosa e porosa na qual o osso cresce (frequentemente complementado pela utilização de um cimento ósseo); e (2) químico, em que o osso se "liga" ao material do implante. Neste caso, é difícil dissociar o efeito da química do revestimento e da topografia. Foi observado que as diferenças na natureza do contacto implante/osso dependem do revestimento específico. No entanto, existe pouca orientação sobre qual é a química de revestimento ideal. A dissolução do cálcio e do fósforo do revestimento pode promover a mineralização e a formação óssea, mas não é claro até que ponto a solubilidade do revestimento contribui para a melhor fixação, e a reabsorção excessiva pode limitar a vida útil do implante. **(Hosseini M. 2000[260] , PorterAE 2004[261] & 2002)[262]**

TAXAS DE DISSOLUÇÃO PROGRAMADAS

Um objetivo crítico na conceção de novos revestimentos é a programação das suas taxas de dissolução (bio-resorção). O papel da solubilidade dos revestimentos no corpo é mal compreendido.[263] A presença de fases altamente solúveis diminui acentuadamente a estabilidade mecânica do revestimento in vivo, mas alguma solubilidade do material de revestimento acelera a fixação. [264,265] Estes resultados sugerem que os revestimentos graduados, concebidos com uma superfície solúvel para facilitar a ligação ao osso e uma camada insolúvel em contacto com o metal para proporcionar adesão, resistência à corrosão e estabilidade mecânica a longo prazo, podem oferecer uma melhoria significativa em relação aos materiais actuais. Tanto a composição como a espessura das camadas de revestimento graduadas podem ser controladas para manipular as taxas de reabsorção. A sua reabsorção pode ser programada para corresponder às taxas de cicatrização e para expor diferentes micro-arquitecturas, padrões químicos e porosidades em alturas diferentes, de modo a otimizar a superfície de revestimento do biomaterial para diferentes períodos da fase de cicatrização. As possíveis concepções de revestimentos graduados estão representadas em.

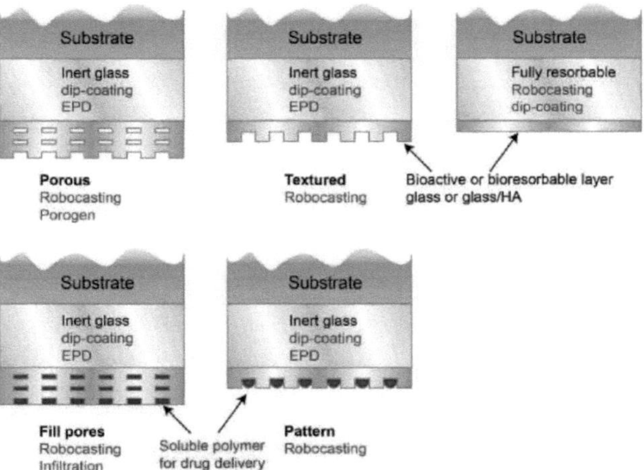

Figura 39: Dissolução programada

Possíveis desenhos para revestimentos graduados. A camada em contacto com o substrato pode ser formulada para proporcionar uma boa aderência e estabilidade a longo prazo. A camada superior pode variar em espessura e porosidade, e pode ser uma mistura de um componente inorgânico e orgânico.

ENTREGA DE MEDICAMENTOS

As reacções inflamatórias aos implantes são um problema significativo no sector dos cuidados de saúde. Normalmente, são administrados medicamentos a um doente após a cirurgia para suprimir a inflamação e permitir o desempenho pretendido do dispositivo médico implantado. Embora geralmente útil, em muitos casos esta abordagem é insuficiente ou totalmente ineficaz. Uma abordagem diferente consiste em fornecer uma dose local de agentes anti-inflamatórios libertados gradualmente a partir de um revestimento na superfície do dispositivo implantado. A principal vantagem desta abordagem em relação aos meios tradicionais de administração do medicamento é que este pode ser libertado diretamente no local do implante sem ter de passar pela corrente sanguínea. Este facto diminui a quantidade de fármaco necessária, reduzindo a toxicidade global e os efeitos secundários. Além disso, os factores de crescimento conhecidos por favorecerem a integração tecido-implante, como o TGF-β, podem ser administrados localmente utilizando esta plataforma. Estes produtos químicos podem ser incorporados na porosidade de revestimentos micro e nanoporosos ou podem ser dispersos em polímeros biodegradáveis e combinados com os revestimentos bioactivos de vidro/CP. O desenvolvimento da plataforma certa para controlar a taxa de libertação é fundamental e está estreitamente relacionado com o controlo das taxas de degradação.

Talvez o método de revestimento mais popular seja a pulverização de HA por plasma. No entanto, a pulverização de HA por plasma oferece apenas um controlo rudimentar da espessura e da composição do revestimento. A espessura dos revestimentos pulverizados por plasma excede normalmente os 50 μm. As elevadas temperaturas do processo provocam a decomposição térmica parcial da HA, levando à formação de outros CPs, incluindo 22-62% de fosfato de cálcio amorfo altamente solúvel, α-TCP, β-TCP, fosfato tetracálcico e óxido de cálcio. O resultado são revestimentos com propriedades heterogéneas inaceitáveis. Estudos in vivo a longo prazo demonstram que algumas das principais causas de fracasso dos implantes ortopédicos e dentários metálicos revestidos com HA residem no revestimento. Os problemas graves incluem: (1) adesão pouco fiável - podem desprender-se, originando fragmentos flutuantes;(2) dissolução contínua do revestimento, conduzindo a uma falha catastrófica do implante na interface revestimento-substrato - as tentativas de aumentar a cristalinidade e reduzir a solubilidade através do recozimento térmico pós-revestimento degradam acentuadamente a aderência do revestimento;(3) variabilidade durante o processamento em termos de fases resultantes, tensões e fissuração; (4) cristalização parcial do revestimento depositado, o que leva à presença de compostos de CP mais solúveis; (5) degradação significativa da resistência à fadiga e da resistência da liga do implante; (6) morfologia muito irregular dos revestimentos; (7) controlo deficiente da espessura do revestimento, com maior risco de fratura quanto mais espesso for o revestimento; e (8) controlo deficiente das propriedades físico-químicas e, consequentemente, da estabilidade biológica do revestimento.

Foram utilizadas várias outras técnicas para aplicar revestimentos de CP em ligas metálicas, desde sol-gel a pulverização catódica por magnetrão RF e outras. Estas técnicas podem oferecer um controlo mais preciso da composição e a possibilidade de fabricar camadas muito mais finas (da ordem de 1 mícron ou menos). Este facto poderá ser vantajoso para a estabilidade do revestimento, uma vez que a força motriz para a fissuração e a delaminação diminui com a diminuição da espessura. A natureza do revestimento e o processo podem ser ajustados de modo a modificar a resistência interfacial. No entanto, estas abordagens ainda não foram traduzidas em projectos comerciais. Algumas são técnicas de linha de visão que não são adequadas para revestir implantes com formas complexas, resultando numa cobertura incompleta do implante; o custo é uma variável fundamental que deve ser tida em conta e os revestimentos altamente densos produzidos por pulverização catódica são provavelmente os mais desejáveis, mas o seu fabrico é muito dispendioso.

Existe um interesse crescente na utilização de vidros bioactivos no fabrico de revestimentos. O potencial dos revestimentos de vidro bioativo foi reconhecido desde a descoberta da composição original do Bioglass® por Hench. O Bioglass® tem uma excelente bioatividade e pode ser utilizado para melhorar a adesão do implante ao osso. Além disso, as propriedades do vidro podem ser facilmente ajustadas de bioactivas para bioreabsorvíveis ou bioinertes através do controlo da composição. Este facto cria a possibilidade de fabricar camadas com propriedades finamente ajustadas. Contudo, as tentativas iniciais de revestir implantes metálicos com o Bioglass® original foram prejudicadas pela geração de grandes tensões de expansão térmica e pela elevada reatividade entre o metal e o vidro. Posteriormente, foram investigadas várias técnicas para a preparação de revestimentos de vidro, tais como esmaltagem, pulverização por plasma, pulverização por radiofrequência, sol-gel, deposição por laser pulsado (PLD), entre outras. Embora tenha sido possível depositar camadas de vidro que retêm a bioatividade, um problema recorrente é o controlo das reacções vidro-metal para conseguir uma boa adesão do revestimento e a geração de grandes tensões térmicas durante o processamento que podem causar fissuras e/ou delaminação do revestimento. A solução para o problema exige o desenvolvimento de procedimentos de revestimento e de novos vidros bioactivos e vitrocerâmicas, com coeficientes de expansão térmica e pontos de amolecimento adequados.

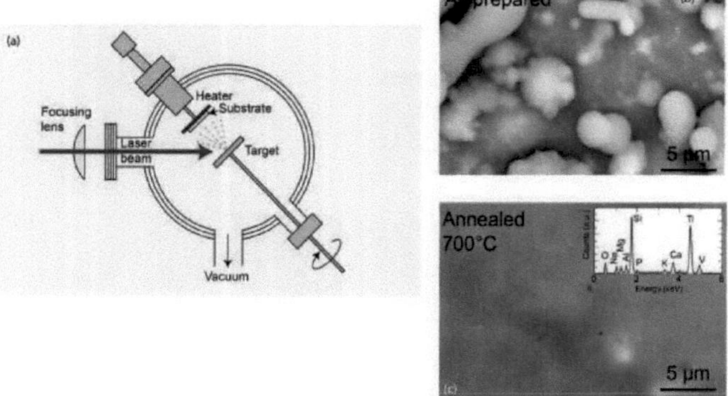

Figura 40: Deposição de laser de impulsos L

A deposição por laser pulsado pode ser utilizada para preparar revestimentos finos de vidros altamente bioactivos que não podem ser fabricados por outros métodos. (a) Esquema do processo de PLD. É utilizado um feixe de laser para evaporar o vidro no substrato e formar uma película. Em seguida, ...

No nosso laboratório, demonstrámos que uma nova família de vidros bioactivos, no sistema Si-Ca-Mg-Na-K-P-O, apresenta coeficientes de expansão térmica próximos dos das ligas metálicas utilizadas em implantes dentários e ortopédicos. Isto é conseguido através da substituição parcial de Ca por Mg e de Na por K. Estes vidros têm pontos de amolecimento adequados para serem utilizados no fabrico de revestimentos através de uma técnica de esmaltagem simples. A forte adesão vidro/metal é conseguida através da formação de camadas interfaciais finas. O procedimento pode ser alargado ao fabrico de revestimentos graduados através da deposição sequencial de diferentes camadas de vidro e vidro-cerâmica. Por exemplo, fabricámos revestimentos graduados em ligas de Ti e Co-Cr que consistem num vidro com alto teor de sílica em contacto com o metal e uma camada de superfície composta que consiste numa mistura de um vidro com baixo teor de sílica com partículas sintéticas de HA. A camada de alta sílica é muito resistente à corrosão nos fluidos corporais; proporciona uma boa adesão do revestimento e estabilidade a longo prazo, enquanto a camada de superfície foi concebida para melhorar a fixação do revestimento ao tecido

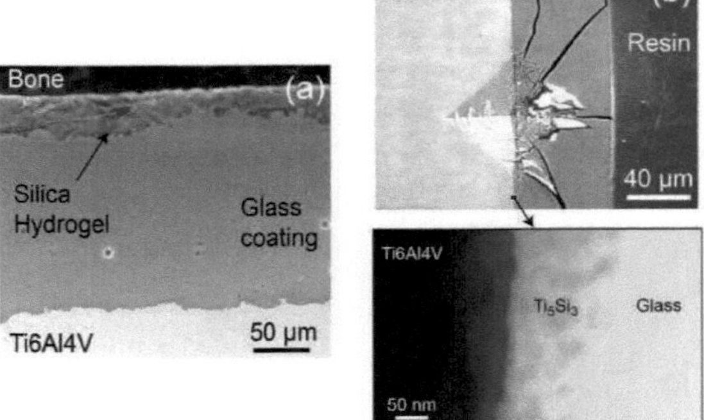

Figura 41: Imagem de microscópio eletrónico de varrimento ambiental mostrando uma secção transversal de um revestimento de vidro graduado após um teste in vivo de seis meses num modelo de porco: o revestimento sobreviveu, mantendo uma excelente adesão ao implante. Pode ser observada uma camada corroída.

A interação dos revestimentos de vidro com os tecidos pode ser ainda mais manipulada através da conceção de texturas de superfície adequadas. Além disso, a análise in vitro em culturas de células demonstrou que os vidros e revestimentos bioactivos podem afetar indiretamente a expressão genética dos osteoblastos através dos seus produtos de dissolução. A análise quantitativa em tempo real da reação em cadeia da polimerase com transcrição reversa (RT-PCR) mostrou que o extrato de revestimento de vidro de silicato induziu uma expressão duas vezes maior de Runx-2, um marcador-chave da diferenciação de osteoblastos, em comparação com Ti-6Al-4V e poliestirenos de cultura de tecidos. A investigação futura deverá incidir na identificação de sinais químicos específicos subjacentes à indução da expressão genética e na adaptação das composições das camadas para controlar esses efeitos.

Outra técnica que merece ser mais explorada é a oxidação anódica, que tem sido utilizada como um meio de criar a superfície de implantes à base de Ti. Esta técnica pode ser utilizada para criar um revestimento de óxido aderente na superfície do implante. Selecionando diferentes electrólitos e manipulando as condições, é possível criar camadas de óxido com uma vasta gama de estequiometrias, bem como micro e nanoporosidades. É igualmente possível incorporar iões Ca e P nas camadas. Trata-se de uma técnica relativamente simples e económica que pode ser facilmente adaptada ao fabrico, e os implantes anodizados estão disponíveis no mercado. Vários estudos in vivo e clínicos demonstraram que a anodização melhora a integração nas fases iniciais e, devido à sua distribuição caraterística de micro a nano poros, as superfícies anodizadas têm sido consideradas como plataformas para a administração de medicamentos. Tal como em muitos outros tratamentos, é difícil separar aqui o efeito da química e da morfologia da superfície. Além disso, tal como noutras tecnologias de implantes, ainda não existem estudos sistemáticos sobre os factores que controlam a adesão da camada de óxido à liga.

Muito provavelmente, um revestimento ideal não será fabricado utilizando um único procedimento ou material, mas combinando vários deles para fabricar camadas que misturam fases orgânicas e inorgânicas, com espessuras que variam entre centenas de microns e o nível nanométrico, e superfícies texturizadas química e topograficamente. Cada técnica tem vantagens e limitações específicas, mas nenhum procedimento único pode fabricar camadas que combinem materiais orgânicos e inorgânicos e gerar superfícies texturadas. As novas técnicas de revestimento devem ser suficientemente flexíveis para utilizar vidros e fases CP com uma vasta gama de composições e devem gerar superfícies química e topograficamente texturadas, integrando simultaneamente componentes orgânicos e inorgânicos. Para tal, as técnicas coloidais (revestimento por imersão, deposição electroforética, EPD, ou robocasting) capazes de preparar camadas espessas (>10 μm) podem ser combinadas com a formação de películas finas utilizando técnicas como a deposição por laser pulsado (PLD). A aplicação de técnicas de prototipagem rápida ao fabrico de revestimentos poderá revelar-se muito útil. Por exemplo, a robocasting, uma técnica 3D que pode imprimir diferentes materiais ao mesmo tempo e produzir superfícies porosas para a infiltração de materiais orgânicos, também pode ser utilizada. Estas técnicas podem também ser utilizadas para integrar materiais orgânicos em revestimentos que sirvam de modelos para a administração de medicamentos e factores de crescimento.

FUNCIONALIZAÇÃO DE SUPERFÍCIES

Uma estratégia alternativa ou complementar à utilização de revestimentos para implantes dentários é o enxerto molecular ou o tratamento químico das superfícies do implante ou do revestimento para melhorar a adesão das células e promover a mineralização, bem como a produção de proteínas matriciais e marcadoras. Têm sido utilizados diferentes tratamentos para criar superfícies de implantes hidrofílicas (por exemplo, através de condicionamento químico) para promover a adesão de proteínas e a subsequente fixação de células. No entanto, a camada de óxido nativa normalmente presente na superfície dos implantes metálicos apresenta ângulos de contacto relativamente baixos com a água sem qualquer tratamento específico. De um modo geral, vários estudos in vivo sugerem que os implantes com maior hidrofilicidade apresentam uma integração mais rápida com um maior contacto osso-implante, mas subsistem questões fundamentais: A hidrofilicidade é a variável chave e, em caso afirmativo, que grau de hidrofilicidade é necessário para fazer a diferença? Existem benefícios adicionais derivados do tratamento da superfície?

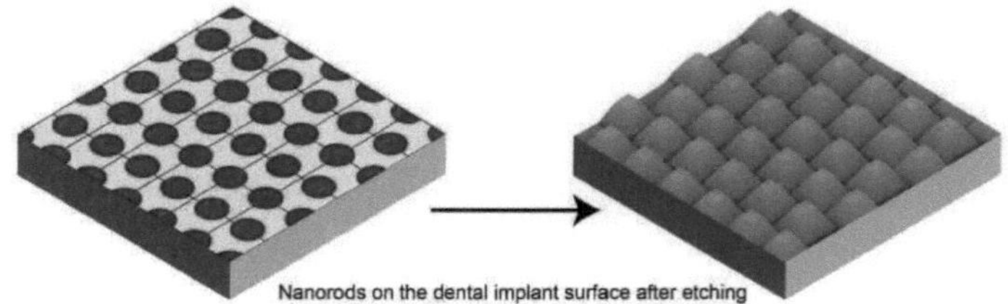

Ao revestir implantes dentários com películas finas de vitrocerâmica CP e, em seguida, utilizando a cristalização controlada, podem ser obtidas nano e micro caraterísticas nas superfícies do suporte após o condicionamento.

Os candidatos lógicos para o enxerto molecular são as proteínas presentes na matriz extracelular e as superfícies dos implantes que foram funcionalizadas com fibronectina (FN), vitronectina (VN) ou laminina (LN), para citar algumas.[267] Ultimamente, a atenção tem-se centrado na utilização de domínios de sinalização, compostos por vários aminoácidos. Estes domínios estão presentes ao longo da cadeia das proteínas da matriz extracelular e são os que interagem com os receptores da membrana celular. Talvez o exemplo mais conhecido seja Arg-Gly-Asp (RGD), o domínio de sinalização derivado de FN e LN. No entanto, foram também utilizadas outras sequências, como Tyr- Ile-Gly-Ser-Arg (YIGSR) ou Arg-Glu-Asp-Val (REDV)[268270] A utilização de um péptido curto é mais conveniente porque as moléculas longas podem ser dobradas e, consequentemente, os domínios de ligação podem não estar disponíveis. Dois aspectos importantes são o desenvolvimento de técnicas para ligar as moléculas à superfície e o controlo da sua distribuição espacial.

Várias abordagens têm sido utilizadas para funcionalizar a superfície de Ti com diferentes moléculas, desde a adsorção (física ou química) até à utilização de ligações covalentes ou camadas auto-organizadas. Os procedimentos mais simples envolvem a imersão do material numa solução contendo as moléculas desejadas, de modo a promover a adsorção na superfície. Esta abordagem tem desvantagens porque pode resultar numa adesão relativamente fraca. A ligação covalente utilizando, por exemplo, moléculas de ligação pode promover uma adesão mais forte ao implante e tem sido utilizada para ligar proteínas, domínios de sinalização, antibióticos e factores de crescimento, como o fator de crescimento epidérmico humano ou a proteína morfogenética óssea humana recombinante-2 às superfícies de Ti e TiO2. No entanto, pode impor uma orientação espacial aos domínios ou proteínas enxertados, limitando a sua eficácia. Diversas moléculas podem também ser incorporadas em revestimentos de CP ou em superfícies de Ti preparadas por polarização anódica. A densidade da superfície também é importante. Foi demonstrado que uma forma de melhorar a função das linhas celulares osteoblásticas consiste em fazer corresponder a densidade da superfície das moléculas selecionadas à distribuição do recetor correspondente na membrana celular. Isto pode ser conseguido, por exemplo, utilizando nanopartículas de ouro funcionalizadas cuja densidade na superfície pode ser manipulada. Embora a maioria dos artigos apoie a ideia de que a funcionalização pode melhorar e acelerar a osteointegração, a chave é adaptar as técnicas de funcionalização às superfícies de ligas dentárias específicas, cada uma com diferentes químicas de superfície, e ser capaz de criar superfícies que exibam diferentes moléculas com distribuição espacial controlada e o grau de adesão necessário. Além disso, provavelmente ainda não dispomos dos dados in vivo necessários para selecionar os métodos de fixação e as densidades de superfície ideais.

TOPOGRAFIA DE SUPERFÍCIE DE IMPLANTES DENTÁRIOS

Há muito que se reconhece que as caraterísticas químicas e morfológicas das superfícies dos implantes afectam o comportamento dos tecidos circundantes. Numerosos estudos revelaram diferenças acentuadas na resposta in vitro e in vivo das superfícies texturizadas dos implantes, demonstrando que a capacidade dos implantes para suportar a formação óssea pode ser melhorada através da modificação da topografia da superfície. Isto é extremamente importante no caso de implantes dentários que são construídos com materiais bioinertes e onde é necessária uma osseointegração óptima e rápida para alcançar uma funcionalidade a longo prazo. É geralmente aceite que as superfícies rugosas favorecem o contacto mecânico com o tecido circundante, o que contribui para a estabilidade do implante. A um nível mais fundamental, a topografia da superfície pode afetar a diferenciação celular (talvez influenciando as formas das células ou induzindo sinais específicos) e, consequentemente, promover a formação de matriz extracelular e a aposição óssea. Embora existam centenas de artigos sobre engenharia de superfícies, a dissociação e compreensão destes diferentes efeitos continua a ser um desafio científico em aberto. No entanto, a resposta poderá revelar-se extremamente útil para a conceção racional de superfícies de implantes.

A topografia das superfícies dos implantes pode agora ser manipulada numa vasta gama de escalas de comprimento, até ao nível nanométrico. Vários projectos de implantes utilizam superfícies com poros grandes para promover o crescimento ósseo e uma fixação favorável. Análises anteriores indicaram que estes poros têm de ser da ordem dos 100 μm ou mais para permitir o crescimento ósseo. Estes podem ser fabricados utilizando a sinterização parcial de partículas ou esferas de metal na superfície. No entanto, ainda existe alguma controvérsia relativamente aos benefícios desta abordagem no que diz respeito às geometrias dos parafusos. Um estudo recente apoia a ideia de que os implantes de parafuso têm um melhor desempenho em comprimentos longos e em osso mais denso, enquanto as superfícies porosas são mais adequadas em comprimentos curtos e em osso esponjoso. Além disso, a rugosidade excessiva pode ter a desvantagem de dificultar a remoção do implante, se necessário, e pode ser prejudicial para a resistência do implante.

A texturização da superfície do implante a nível micro tem sido proposta como uma alternativa viável para promover a aposição óssea. Este trabalho baseia-se na abundância de estudos in vitro que indicam que um certo grau de rugosidade à escala microscópica favorece a fixação e a diferenciação das células. Existem vários artigos e patentes que descrevem diferentes técnicas para aumentar a rugosidade da superfície, incluindo jato de areia, trituração, pulverização de plasma de Ti ou texturização a laser. Os resultados in vivo são mistos. Embora muitos relatórios indiquem uma melhoria na aposição óssea utilizando superfícies mais rugosas, outros sugerem que não há benefícios significativos ou que o resultado dependerá do desenho do implante. Por exemplo, Jansen comparou a reação dos tecidos a implantes lisos e micro ranhurados (largura 2 ou 10 μm, profundidade 1 μm), em diferentes locais de implantação. Não conseguiram provar a existência de um efeito da topografia da superfície do implante na reação in vivo dos tecidos moles. Outros estudos recentes chegaram a conclusões semelhantes. Poder-se-ia argumentar que a principal vantagem das superfícies microtexturizadas é a contribuição para o bloqueio mecânico e a fixação do implante aos tecidos. Deve também referir-se que os implantes com superfícies demasiado rugosas têm uma grande possibilidade de peri-implantite e que a rugosidade afectará o grau de hidrofilicidade. Este efeito pode ser descrito através da equação de Wentzel $cos\theta r = r\ cos\theta$ (em que θr é o ângulo de contacto macroscópico na superfície rugosa, θ é o verdadeiro ângulo de contacto e r é um rácio entre a área real e a área aparente, $r \geq 1$). Note-se que, de acordo com esta equação, para $\theta < 90°$, como é de esperar para as superfícies de ligas de Ti, a rugosidade tende a diminuir o ângulo de contacto (aumentar a hidrofilicidade). Este modelo simples mostra como a rugosidade pode ter um efeito a vários níveis.

Infelizmente, não existem muitos estudos que comparem sistematicamente o desempenho de implantes com superfícies tratadas através de vários métodos. Em particular, é possível obter uma rugosidade semelhante (distâncias médias entre picos e vales) utilizando diversas tecnologias, mas as caraterísticas da superfície (aleatórias ou orientadas, afiadas ou lisas) podem variar muito de uma para outra e não existe uma abordagem padrão para quantificar totalmente a topografia do implante e comparar com os resultados in vitro e in vivo. Para além disso, a química da superfície também pode ser alterada de diferentes formas pelos tratamentos de desbaste. As ligas de Ti são cobertas por uma camada de óxido nativa cujas caraterísticas podem mudar com o tratamento. Por exemplo, alguns estudos sugerem que o jato de areia com partículas de TiO2 produz resultados mais benéficos do que a utilização de outras cerâmicas. Isto talvez se deva à presença de partículas cerâmicas deixadas incorporadas no metal após o processo de jato de areia. Finalmente, os diferentes tratamentos resultam muitas vezes numa estrutura de superfície hierárquica onde também estão presentes caraterísticas nanométricas. Estas caraterísticas são frequentemente mal caracterizadas mas, como veremos mais adiante, podem ter um grande impacto na resposta biológica.

A chegada da nanotecnologia abriu novas oportunidades para a manipulação das superfícies dos implantes. Pensa-se que as superfícies dos implantes podem ser melhoradas imitando a topografia da superfície formada pelos componentes da matriz extracelular (MEC) dos tecidos naturais. Estes componentes da MEC são de escala nanométrica, com dimensões típicas de 10100 nm. Muitos estudos in vitro demonstraram que a fixação, a proliferação e a diferenciação das células respondem a caraterísticas à escala nanométrica, como pilares ou ranhuras preparadas, por exemplo, utilizando a nanolitografia. A este respeito, não só a dimensão da caraterística, mas também a sua distribuição (ordenada ou aleatória) podem desempenhar um papel importante. As superfícies com nanopadrões podem também proporcionar uma melhor adesão do coágulo de fibrina que se forma logo após a implantação, facilitando a migração das células osteogénicas para a superfície do material. A um nível mais básico, ainda não é totalmente claro se a nanopadronização será substancialmente melhor do que a padronização à escala micrónica ou qual é a interação entre a topografia da superfície e a química. É sabido que uma elevada densidade de nanopilares criará uma superfície super-hidrofóbica que pode ser prejudicial e muitos dos estudos básicos foram efectuados apenas em superfícies planas e utilizando materiais modelo (por exemplo, silício ou PMMA). Como extrapolar estas técnicas para o fabrico de implantes dentários, como garantir que estas caraterísticas serão suficientemente robustas para sobreviver à implantação, ou como testar de forma fiável os efeitos in vivo da manipulação à nanoescala são desafios tecnológicos ainda em aberto

NANOCOMPÓSITOS PARA REGENERAÇÃO ÓSSEA

Devido à sua resistência e dureza, os implantes metálicos têm sido utilizados em cirurgias ortopédicas e dentárias há muitos anos. O Ti e as suas ligas têm tido vantagens consideráveis em relação a outros metais devido à sua inércia, o que resulta numa excelente biocompatibilidade e na não sensibilização dos tecidos. No entanto, continuam a existir questões relacionadas com a libertação de Ti e elementos de liga dos implantes e a formação de resíduos de Ti devido ao desgaste durante a implantação. O metal e as ligas metálicas (ou seja, Ti, Al, V, Ni) em implantes e pontes dentárias podem provocar reacções alérgicas e sintomas constitucionais vagos.[271,272] Os materiais cerâmicos são conhecidos por terem uma excelente estética, resistência à corrosão e biocompatibilidade; já foram comercializados vários implantes cerâmicos. O interesse contínuo na utilização de cerâmicas modernas para o fabrico de implantes dentários é sublinhado por várias apresentações durante reuniões recentes da Associação Internacional de Investigação Dentária, e por esforços de investigação recentes de várias empresas europeias e japonesas **(Kyocera, Dentsply, Metoxit, etc.)**. Infelizmente, em contraste com os materiais metálicos, a maioria das cerâmicas sofre de uma ausência quase completa de deformação plástica; isto deve-se à ausência de atividade de deslocação móvel, embora outros modos de deformação inelástica, tais como microfissuração e transformação de fase in situ, possam fornecer mecanismos de deformação alternativos limitados. As implicações deste facto são que as cerâmicas são inerentemente frágeis, com uma sensibilidade extrema a falhas. Como resultado, a fratura ocorre quase invariavelmente de forma catastrófica (com início de fissura concomitante com instabilidade) por rutura da ligação coesiva na ponta da fissura, com uma tenacidade muito baixa (intrínseca) resultante de cerca de 1 a 3 MPa√m. Este problema é agravado quando se projectam implantes porosos ou implantes com superfícies rugosas e porosas para uma melhor osseointegração. Neste caso, a porosidade pode facilmente resultar numa diminuição da resistência à fratura com cargas relativamente baixas.

Esta dependência da resistência em relação às distribuições de defeitos pré-existentes tem várias implicações importantes para os materiais frágeis. Em particular, os espécimes de grandes dimensões tendem a ter resistências mais baixas do que os mais pequenos, e os espécimes testados em tensão tendem a ter resistências mais baixas do que os espécimes de dimensões idênticas testados em flexão, porque o volume (e a área de superfície) do material sujeito a tensões de pico é muito maior; em ambos os casos, a menor resistência à fratura está associada a uma maior probabilidade de encontrar uma falha maior.

O endurecimento das cerâmicas, tal como acontece com praticamente todos os materiais frágeis, deve ser conseguido de forma extrínseca, ou seja, através da utilização de microestruturas que possam promover mecanismos de proteção da ponta da fenda, tais como a deflexão da fenda, transformações de fase in situ, microfissuração condicionada (embora este mecanismo não seja geralmente muito potente) e, mais importante ainda, a formação de pontes de fenda. Os mecanismos extrínsecos resultam num comportamento de curva de resistência (curva R) (em que a força de fendilhação para sustentar a fendilhação aumenta com a extensão da fenda), uma vez que operam principalmente atrás da ponta da fenda para diminuir a força de fendilhação efectiva; são, por conseguinte, mecanismos de endurecimento por crescimento da fenda. A incorporação de reforços sob a forma de fibras, cristais capilares ou partículas pode também tornar as cerâmicas mais resistentes, embora a motivação possa ser antes o aumento da resistência e/ou da rigidez. Para o endurecimento, a ponte de fissuras é o mecanismo mais proeminente, particularmente em compósitos de matriz cerâmica; ao utilizar fibras com fraca ligação fibra/matriz, quando a matriz falha, as fibras ficam intactas, atravessando a esteira de fissuras e actuando como pontes para inibir a abertura de fissuras.[273]

A questão-chave é: será possível criar uma nova família de materiais à base de cerâmica que iguale ou melhore o desempenho mecânico, em particular a combinação de resistência e tenacidade, das ligas metálicas? Nos materiais dúcteis, como os metais e os polímeros, a resistência é uma medida da resistência à deformação permanente (plástica). É definida, invariavelmente, em tensão uniaxial, compressão ou flexão, quer na primeira cedência (resistência à cedência) quer em cargas máximas (resistência máxima). A regra geral para os metais e ligas é que a tenacidade é inversamente proporcional à resistência. Em materiais frágeis como a cerâmica, em que a baixas temperaturas homólogas a deformação plástica macroscópica está essencialmente ausente, a resistência medida em tensão ou flexão uniaxial é determinada pelo momento em que a amostra se fraturar. No entanto, a resistência não fornece necessariamente uma avaliação sólida da tenacidade, uma vez que não pode definir a contribuição relativa de falhas e defeitos dos quais resulta invariavelmente a fratura. Por este motivo, a resistência e a tenacidade também podem estar inversamente relacionadas na cerâmica. Por exemplo, o refinamento da dimensão do grão pode limitar a dimensão das microfissuras pré-existentes, o que é benéfico para a resistência, mas para as medições de tenacidade baseadas na mecânica da fratura, em que as amostras de ensaio já contêm uma fissura no pior dos casos, a menor dimensão do grão oferece menos resistência à extensão da fissura, geralmente reduzindo a potência de qualquer ponte de grão, o que diminui a tenacidade.

Nos últimos anos, o desenvolvimento de materiais cerâmicos nanoestruturados como forma de obter maior resistência e tenacidade tem atraído um grande interesse na comunidade cerâmica. No entanto, uma questão controversa no endurecimento de compósitos é se a utilização de reforços à nanoescala favorece a resistência em detrimento da tenacidade à fratura. Embora a resistência e a tenacidade possam parecer semelhantes para muitos, as alterações na microestrutura do material afectam frequentemente a resistência e a tenacidade de formas muito diferentes e tendem a excluir-se mutuamente.[274] Tem-se afirmado que os compósitos fabricados com materiais de reforço à escala nanométrica, como os nanotubos, as plaquetas e as nanofibras, teriam propriedades excepcionais; no entanto, os resultados obtidos até à data têm sido decepcionantes. Um bom exemplo é o entusiasmo gerado pela descoberta dos nanotubos de carbono, que têm uma resistência excecionalmente elevada, superior a *E/10 (E* é o módulo de Young). No entanto, ainda é incerto se esses nanotubos podem ser aproveitados em materiais estruturais a granel que possam utilizar a sua elevada resistência (e rigidez) sem comprometer a tenacidade. Se o material compósito for utilizado numa estrutura de pequeno volume com elevada resistência, é evidente que os reforços também têm de ser pequenos; além disso, como a probabilidade de encontrar defeitos é menor, os reforços de pequeno volume tendem a ser muito mais fortes, como se sabe desde os primórdios da investigação sobre bigodes. No entanto, do ponto de vista do endurecimento, poderíamos argumentar que os principais mecanismos (extrínsecos) de endurecimento, como a deflexão de fendas e, em particular, a formação de pontes de fendas, são promovidos pelo aumento, e não pela diminuição, das dimensões do reforço. [3[271]

Recentemente, foi demonstrado por **Deville S. et al em 2003**[12751] **& Pecharroman C et al em 2003**[12761] que um caminho possível para combinar alta resistência e tenacidade num material cerâmico é tirar partido dos mecanismos de endurecimento por transformação em materiais de nanozircónia-alumina. Estes materiais consistem numa dispersão de uma pequena quantidade de partículas tetragonais de ZrO2 (tipicamente com cerca de 200 nm de tamanho) numa matriz de Al2O3. A transformação de fase induzida por tensão de grãos tetragonais metaestáveis para simetria monoclínica antes da propagação de uma fenda leva a um aumento significativo do trabalho de fratura. Para os mesmos defeitos pré-existentes, estes compósitos podem trabalhar com cargas duas vezes superiores às dos materiais puros sem falha retardada. A dureza e a estabilidade são de interesse primordial no domínio dentário. Os nanocompósitos de alumina-zircónia com um teor relativamente baixo de zircónia (abaixo do limite de percolação, ~16 vol%) exibem valores de dureza semelhantes aos da alumina e não são susceptíveis à instabilidade hidrotérmica observada no caso das biocerâmicas de zircónia que causou a degradação in vivo das cabeças femorais de zircónia e resultou no abandono quase completo do ZrO2 como biomaterial ortopédico.

Pensa-se que a estabilização da fase tetragonal da zircónia nos nanocompósitos resulta de uma combinação de efeitos de energia de superfície, restrições da matriz rígida e adições de óxidos estabilizadores, por exemplo, ítria, de tal forma que a transformação pode ocorrer localmente quando as restrições são removidas, neste caso quando a fenda se propaga. É então necessário desenvolver métodos de processamento que permitam o fabrico de materiais em que os grãos de zircónia tenham um tamanho submicrónico controlado e estejam homogeneamente dispersos na matriz cerâmica. Os procedimentos coloidais em que um precursor líquido da fase de zircónia é misturado com os pós da fase cerâmica da matriz apresentam um grande potencial. A utilização de um precursor líquido permite uma mistura mais íntima e uma distribuição mais homogénea das nanopartículas, evitando a formação de agregados após o tratamento térmico.[12771]

Os nanocompósitos de alumina/zircónia oferecem um exemplo de como a nanotecnologia oferece um caminho atrativo para o desenvolvimento de novos materiais de implantes, mas as cerâmicas, mesmo as cerâmicas de nanocompósitos, não replicarão as combinações únicas de propriedades mecânicas e de resistência à corrosão.

propriedades dos tecidos dentários, uma vez que são, por exemplo, muito mais rígidos e resistentes ao desgaste. Uma possibilidade é desenvolver novos materiais híbridos orgânicos/inorgânicos cujas propriedades se aproximem das do tecido que substituem. No entanto, a utilização de materiais compósitos sintéticos como substitutos permanentes do osso, que gerou grande entusiasmo há 30-40 anos, continua em grande parte por concretizar devido a desafios significativos relacionados com o fabrico, o desempenho e o custo. Os actuais compósitos híbridos orgânicos/inorgânicos têm problemas significativos relacionados principalmente com o seu desempenho mecânico e a sua degradação in vivo. Consequentemente, a utilização de materiais compósitos sintéticos como substitutos permanentes do osso é praticamente inexistente. Para conseguir melhorias drásticas no desempenho in vivo dos compósitos para implantes dentários e reparação de tecidos esqueléticos, são necessárias novas formas de abordar a conceção e o fabrico de compósitos. Idealmente, estes materiais seriam capazes de se auto-regenerar, como acontece em muitos materiais biológicos. Além disso, os dentes têm uma estrutura complexa na qual estão dispostos vários tecidos (esmalte, dentina, cemento e polpa) com propriedades e estrutura muito diferentes. Um dente artificial ideal requer a combinação de vários materiais sintéticos com propriedades prescritas. Será a nanotecnologia, por si só, suficiente para atingir este objetivo?

Os tecidos dos dentes têm arquitecturas hierárquicas muito específicas e sofisticadas, com mecanismos de resistência e de endurecimento incorporados em quase todas as dimensões. A nanodimensão é apenas uma delas, mas precisamos de desenvolver novas tecnologias para o fabrico de materiais com arquitecturas concebidas a várias escalas de comprimento que, do ponto de vista mecânico, exibam mecanismos de resistência extrínsecos semelhantes aos observados nos compósitos naturais. Os recentes avanços no processamento de materiais bioinspirados podem abrir novas possibilidades. No seu laboratório, **Deville S. et al em 2006 & 2007** ,[12782811] foram pioneiros numa nova técnica, a fundição por congelação, que pode ser utilizada para fabricar compósitos à base de cerâmica com arquitecturas complexas para montar estruturas hierárquicas novas e bioinspiradas, modeladas a partir de compósitos naturais como o osso ou o nácar, procurando um equilíbrio entre as respostas mecânicas e funcionais. Esta técnica utiliza o congelamento controlado de suspensões cerâmicas para gerar estruturas cerâmicas porosas cuja arquitetura é modelada pelos cristais de gelo. Ao controlar a composição da suspensão e as condições de congelação, é possível gerar materiais com arquitecturas hierárquicas complexas que imitam as do componente inorgânico do nácar a várias escalas de comprimento, desde o nível nano ao macro. Estes andaimes podem ser subsequentemente infiltrados com uma segunda fase "macia" (por exemplo, polímero) para preparar compósitos que apresentem combinações únicas de resistência e dureza. Em particular, é possível atingir uma resistência à fratura até 300 vezes maior (em termos de energia) do que a dos seus principais constituintes cerâmicos. Tal como acontece com os materiais naturais, estes valores são muito superiores ao que se poderia esperar utilizando a simples mistura dos seus componentes.

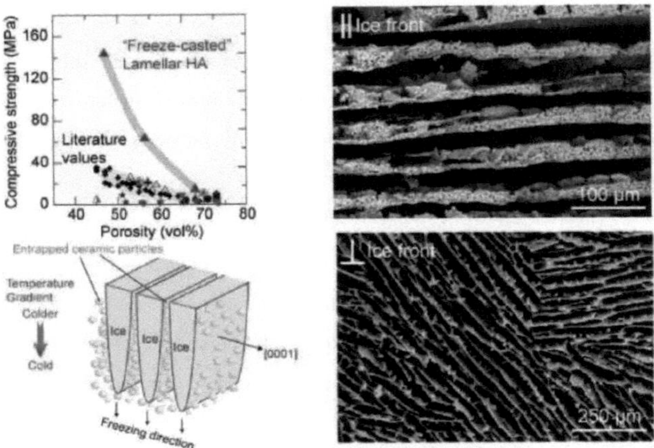

Figura 42: Fundição por congelação

A liofilização, uma técnica que utiliza a microestrutura do gelo para modelar a arquitetura dos suportes cerâmicos, pode ser utilizada para produzir materiais lamelares porosos que reproduzem a estrutura do componente inorgânico do nácar em múltiplas escalas de comprimento ... Um dos problemas para a aplicação dentária das cerâmicas técnicas modernas é a dificuldade associada ao fabrico de peças cerâmicas com formas complexas, mantendo um controlo dimensional preciso das caraterísticas desde o nível macro ao micro e boas propriedades do material. Por exemplo, ao fabricar implantes dentários de alumina porosa para favorecer o crescimento ósseo, observou-se que a microporosidade residual indesejada da superfície adjacente ao manguito gengival resulta numa reação inflamatória que impede a formação de um selamento biológico eficaz e resulta em insucesso clínico. O advento das chamadas tecnologias de fabrico de formas sólidas livres ou tecnologias de prototipagem rápida abriu a oportunidade de produzir peças cerâmicas personalizadas diretamente a partir de um modelo informático com formas e porosidades determinadas. Estas técnicas produzem objectos 3D guiados por um ficheiro CAD, bem como dados digitais produzidos por uma fonte de imagem, como a tomografia computorizada (TC) ou a ressonância magnética (RM), abrindo a porta ao fabrico de implantes ou coroas personalizados.

Outras técnicas de processamento inovadoras, como a moldagem por injeção ou a moldagem em gel, poderão produzir graus de controlo semelhantes.

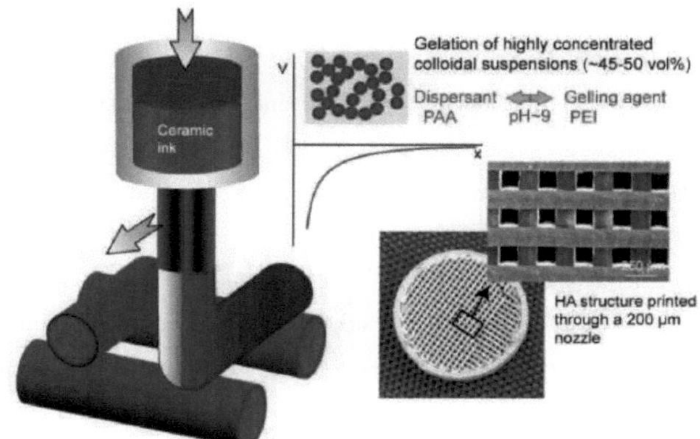

Figura 43: Técnicas de fabrico de formas livres sólidas que são precisas e reprodutíveis, como a impressão direta a jato de tinta, a deposição assistida por robôs ou robocasting e a impressão por fusão a quente - que normalmente envolvem a "construção" de estruturas.

AVALIAÇÃO DA OSSEOINTEGRAÇÃO DE IMPLANTES

Uma caraterística fundamental dos implantes destinados a aplicações dentárias é a sua capacidade de promover a formação óssea ao longo das suas superfícies. Por definição, estes implantes precisam de ser incorporados no osso para poderem funcionar. Essa função inclui o suporte para dentes novos ou próteses. A interface osso-implante torna-se então crítica de várias formas - deve fixar o implante enquanto distribui as cargas sobre o implante de forma a minimizar a osteólise e o afrouxamento do implante. Para além disso, a interface deve fixar o implante rapidamente.

Os ensaios in vitro em fluido corporal simulado (SBF) são frequentemente utilizados para avaliar a bioatividade de revestimentos e materiais[282]. [282] O fluido corporal simulado é uma solução com um teor iónico semelhante ao plasma humano. Os materiais capazes de precipitar cristais de apatite na sua superfície durante a imersão em SBF são frequentemente considerados bioactivos e espera-se que se liguem ao osso in vivo. No entanto, trabalhos posteriores criticaram o significado do teste e os procedimentos utilizados, uma vez que parecem dar resultados falsos positivos e negativos.[283] De qualquer modo, os testes in vitro em SBF parecem fornecer informações úteis sobre as reacções químicas que podem ser esperadas na superfície dos biomateriais in vivo e podem ser utilizados em combinação com testes mecânicos para compreender os mecanismos de falha. Os testes em culturas de células são também utilizados por rotina para avaliar a citotoxicidade e a biocompatibilidade, bem como o efeito dos materiais na diferenciação celular, que será determinada através da análise da expressão de marcadores osteoblásticos importantes. No entanto, a total falta de diretrizes para relacionar os resultados in vitro com o desempenho in vivo torna a utilização de modelos animais um requisito para avaliar verdadeiramente o desempenho dos implantes. [12X41]

Dois modelos in vivo estão normalmente disponíveis para avaliar a osteointegração através da osteocondução, e cada um oferece vantagens e desvantagens. O modelo mais fácil de utilizar é o onlay calvarial. Traumatiza minimamente o animal; pode ser montado rapidamente; pode ser utilizado numa vasta gama de tamanhos de animais, desde ratos a cães; e oferece dados padronizados sobre o crescimento ósseo osteocondutor no implante. O modelo envolve normalmente a exposição cirúrgica do crânio, a remoção ou elevação do periósteo e a colocação do implante diretamente na superfície óssea. O implante pode ser fixado ao osso, mas tal é normalmente desnecessário, uma vez que a pressão da pele sobrejacente ajuda a evitar a migração do implante. A interface implante-osso pode ser analisada com bastante facilidade através da histologia. O procedimento e o implante não enfraquecem o crânio. No entanto, os ensaios mecânicos do implante podem ser um desafio, uma vez que se centram no cisalhamento de estruturas com formas inconvenientes. A principal desvantagem deste modelo está relacionada com o custo: o tamanho limitado do calvário limita o número de implantes que podem ser testados simultaneamente.

O segundo modelo envolve a incorporação de implantes no osso, em implantes em forma de encaixe, inseridos em orifícios do mesmo tamanho criados na mandíbula ou nos ossos longos. Cada encaixe é efectuado por pressão suave no orifício recém-criado. À medida que o novo osso cresce na interface com o implante, este liga-se ao implante. A interface implante-osso pode então ser examinada através de histologia e testes mecânicos. Podem ser colocados vários implantes no mesmo animal, embora um número excessivo de implantes enfraqueça o osso e permita fracturas. Este modelo reproduz mais fielmente a situação clínica típica de colocação de implantes diretamente no osso. No entanto, o procedimento é mais invasivo do que o onlay e requer maior competência técnica para colocar os implantes corretamente.

TENDÊNCIAS FUTURAS PARA OS IMPLANTES DENTÁRIOS

Apesar dos relatórios contraditórios sobre o efeito dos revestimentos cerâmicos e da micro e/ou nano-topografia na osteointegração dos implantes dentários, a filosofia prevalecente é a de que podem influenciar significativamente o crescimento ósseo e a fixação às superfícies dos implantes e, em última análise, melhorar o sucesso dos implantes dentários e o rápido regresso à função (ou seja, a mastigação). Existe uma necessidade urgente de mais investigação fundamental nesta área que combine estudos in vitro e in vivo e que, em última análise, conduza a uma aplicação clínica adequada. No nosso desejo de criar o implante perfeito concebido com nanomateriais e abordagens bioinspiradas, temos de colmatar as principais lacunas do nosso conhecimento básico e criar uma série de protótipos de implantes dentários com funcionalidade crescente. Devemos começar por reconhecer as lacunas específicas do nosso conhecimento atual e, em seguida, procurar amplamente os avanços que nos permitirão colmatá-las. Especificamente, devemos procurar descobrir as relações que ligam a composição e a arquitetura dos materiais a várias escalas de comprimento com o comportamento mecânico macroscópico e a capacidade de osteogénese. Eventualmente, estas relações devem ser testadas e avaliadas sistematicamente in vivo e, finalmente, em estudos clínicos que mantenham as mesmas análises rigorosas e medidas de resultados. Embora as interações fundamentais entre os biomateriais e os tecidos circundantes possam ser determinadas, deve ser estabelecida uma abordagem sistemática para confirmar a relevância e as consequências destas respostas biológicas. Uma vez definidas as estratégias básicas, o conhecimento poderá ser utilizado para conceber novos sistemas de implantes capazes de manipular a química e as respostas celulares até ao nível molecular. Com esta poderosa capacidade, a conceção de implantes pode ser feita especificamente para cada doente e personalizada de acordo com a biologia do doente. Para atingir este objetivo, temos de responder a várias questões científicas:

- Qual é a composição e a espessura ideais do revestimento? Depende de uma localização específica e pode ser manipulada com base nas necessidades do doente?
- Quais são as taxas de biodegradação dos diferentes materiais de revestimento? São adequados para as suas respectivas aplicações com base na capacidade de carga?
- É possível conceber revestimentos com arquitecturas hierárquicas que combinem um bom comportamento mecânico com uma resposta biológica óptima?
- Como é que a topografia e a química da superfície dos implantes dentários controlam a resposta das células, em particular a diferenciação das células estaminais para linhagens osteoblásticas? Existe um número ou tipo ideal de caraterísticas topográficas dos implantes dentários que proporcionem uma osteointegração óptima?

- Quais são as melhores vias para a conceção, fabrico e montagem de novos materiais sintéticos que imitem as propriedades do tecido dentário?
- Será possível desenvolver um protocolo fiável para testar a osseointegração e o desempenho in vitro dos dentes artificiais? Como é que podemos correlacionar os resultados das análises in vitro e in vivo dos materiais?

As respostas a estas questões fornecerão as informações necessárias para conceber e projetar uma biblioteca de implantes dentários para o tratamento de uma população diversificada de pacientes. Para tal, será necessária a integração de princípios interdisciplinares provenientes da ciência dos materiais, da biologia, da ciência computacional e quantitativa e da engenharia de tecidos, juntamente com o conhecimento cirúrgico e a recolha de dados sobre os produtos dos implantes através de registos de dados abrangentes. Esta revisão resumiu alguns dos aspectos em que a nanotecnologia pode intervir na conceção e no fabrico de novos suportes.

A nanotecnologia abre um novo espetro de possibilidades ao fornecer novas ferramentas para a manipulação e caraterização da matéria em dimensões muito pequenas. O objetivo é construir implantes e estruturas "activos" que interajam com o meio envolvente, respondam a alterações ambientais, libertem moléculas ou medicamentos adequados e orientem ativamente os eventos celulares. A visão para o futuro é passar da substituição de tecidos doentes para a reparação e regeneração in vivo. As estratégias assim desenvolvidas devem poder ser transpostas para terapias e tratamentos clínicos. Para tal, o nosso objetivo é produzir materiais e terapias que levem a tecnologia de ponta para a cabeceira do doente, melhorem a sua qualidade de vida e se adaptem às suas necessidades específicas.

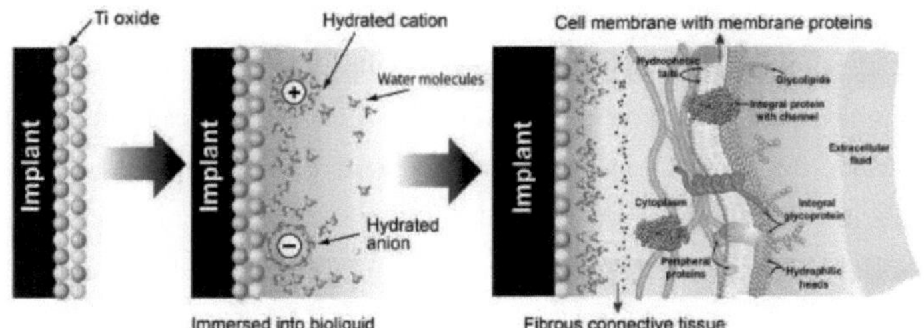

Figura 44: Eventos sucessivos após a implantação de um material à base de Ti.

Após exposição ao oxigénio no ar ou na água, o Ti e as suas ligas formam espontaneamente uma película de óxido estável e fortemente aderente (escala de tempo ns). Após a adsorção de moléculas de água no óxido de Ti.

OUTROS PRODUTOS

(a) Vestuário de proteção e máscaras de filtração, utilizando nanoemulsões e nanopartículas antipatogénicas.

(b) Apêndices médicos para uma cura instantânea

- Nanofibras biodegradáveis - plataforma de entrega para hemostase
- Pensos para feridas com nanofibras de seda em desenvolvimento
- Partículas de prata nanocristalina com propriedades antimicrobianas em pensos para feridas (Acticoat, EUA)

NANOTUBOS DE TITÂNIO COMO TRANSPORTADORES DE FACTORES DE CRESCIMENTO OSTEOGÉNICO E FÁRMACOS ANTIBACTERIANOS PARA APLICAÇÕES EM IMPLANTOLOGIA DENTÁRIA

Um nanotubo é uma estrutura semelhante a um tubo à escala nanométrica (10^9 m). Os nanotubos de carbono foram sintetizados **pela** primeira vez em **1991 por Iijima**[285] . Estes continham pelo menos duas camadas, ou muitas vezes muitas mais, e mediam cerca de 3-30 nm de diâmetro exterior. Estes nanotubos de duas camadas eram invariavelmente fechados em ambas as extremidades. Em 1993, foi descoberta uma nova classe de nanotubos de carbono com apenas uma camada[286] . Estes são conhecidos como nanotubos de parede simples e são geralmente mais estreitos do que os tubos de paredes múltiplas, com diâmetros tipicamente na ordem dos 1-2 nm, apresentando uma resistência extraordinária, propriedades eléctricas únicas e uma condução eficiente do calor. O advento dos nanotubos de carbono estimulou intensas actividades de investigação em todo o mundo devido à sua vasta gama de potenciais aplicações. Estas incluem aplicações potenciais em sistemas nanoelectromecânicos (NEMS), síntese de materiais compósitos de elevada resistência, sensores químicos, nanopinças, nanossondas, dispositivos de armazenamento de hidrogénio e de conversão de energia, dispositivos de emissão de campo e as suas aplicações específicas no domínio da nanobiotecnologia e dos biomateriais.

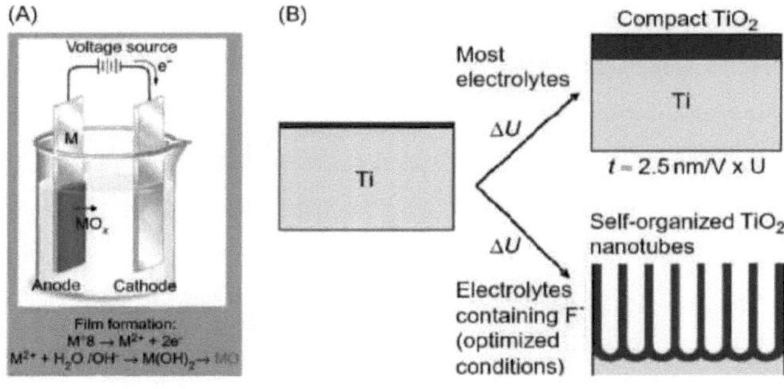

Figure 45:

Schematic setup for anodization experiments. Anodization leads to an oxidation of metal species that form a solid oxide on the metal surface (A). (B) Depending on the anodization conditions (mainly potential, electrolyte, temperature), the solid oxide layer can be either compact, or nanotubular (nanoporous)

NANOTUBOS DE TITÂNIO

A anodização é uma técnica amplamente utilizada para produzir uma camada protetora de óxido em metais valvulados como o titânio. Esta técnica tem atraído grande atenção nos últimos anos devido à sua simplicidade, bem como à reprodutibilidade dos resultados obtidos [287,288]. A anodização é uma técnica de passivação electrolítica utilizada para aumentar a espessura da camada de óxido natural nas superfícies metálicas.

A representação esquemática do fabrico de nanotubos de TiO2 por anodização é mostrada na **Figura 45**.

A espessura e a estrutura das camadas de óxido formadas (amorfas ou cristalinas) dependem do potencial aplicado entre os eléctrodos, da duração do processo de anodização e da composição química do eletrólito utilizado[289,290]. A estrutura da película de óxido formada no titânio é amorfa a baixas tensões (abaixo de 20 V) e cristalina a tensões mais elevadas[291]. Dependendo das condições de anodização, a estrutura cristalina tem sido relatada como sendo anatase, uma mistura de anatase e rutilo, ou rutilo (formas minerais de TiO2) [292,293] .

Foi obtida uma morfologia de crescimento completamente diferente que conduziu a estruturas nanotubulares e nanoporosas auto-organizadas e ordenadas de TiO2 quando foram utilizados electrólitos contendo iões fluoreto e condições de anodização adequadas[294] . Foi relatado um estudo recente in vitro de osteoblastos em substratos de titânio nanotubular anodizado para melhorar a adesão e a proliferação celular[295] . Estes poros semelhantes a nanotubos possuem uma maior energia de superfície e molhabilidade em comparação com o titânio nanodizado[296] . Além disso, foi sugerido que o TiO2 com uma estrutura micro/nanoporosa 3-D pode melhorar a formabilidade da hidroxiapatite quando comparado com o TiO2 denso[297] . Quando os substratos de titânio anodizado foram colocados em fluido corporal simulado (SBF), formou-se uma camada de apatite semelhante à do osso no TiO2[298] . Estes estudos indicam que as estruturas nanotubulares e nanoporosas de TiO2 podem simular o ambiente onde ocorre a formação/remodelação óssea.

NANOTUBOS DE TIO2 PARA FABRICO DE IMPLANTES

A adesão e a atividade dos osteoblastos é maior nas superfícies de titânio mais rugosas do que nas superfícies mais lisas. As superfícies mais rugosas aumentam a atividade dos osteoblastos, uma vez que existe uma maior área de superfície disponível para a interação das células (osteoblastos). No passado, os estudos centraram-se na modificação da superfície de titânio à microescala (10^{-6} m) e à nanoescala (10^{-9} m). Por conseguinte, o fabrico de estruturas à nanoescala (nanotubos) nos substratos de titânio proporcionará mais área de superfície do que a superfície rugosa à microescala.

Além disso, as caraterísticas à escala nanométrica imitam o ambiente natural a que as células ósseas estão habituadas, especificamente, os osteoblastos interagem de forma consistente com cristais de hidroxiapatite (20-40 nm de comprimento) exclusivamente dispostos numa matriz de colagénio (o colagénio tipo I é uma hélice tripla com 300 nm de comprimento, 0,5 nm de largura e uma periodicidade de 67 nm)[299] . Estão a ser realizados numerosos estudos para aperfeiçoar o substrato de titânio nanoporoso para obter nanotubos ordenados e controláveis com uma superfície que imite de perto o ambiente nanoarquitectural do osso humano.

A primeira geração de matrizes de nanotubos de TiO2 foi cultivada em electrólitos de ácido fluorídrico (HF) ou em misturas ácidas de HF (Figura 7.2) [294] . A espessura da camada de óxido situava-se entre 500 e 600 nm [300,301] ! Substituindo os electrólitos de HF por electrólitos neutros tamponados contendo fluoreto de sódio (NaF) ou fluoreto de amónio (NH4F), foram desenvolvidas camadas auto-organizadas de nanotubos de TiO2 com espessuras superiores a 2 µm [302,303]]. Os nanotubos de terceira geração foram cultivados em electrólitos (quase) isentos de água. Estudos anteriores em electrólitos de glicerol mostraram tubos com paredes extremamente lisas e comprimento de tubo superior a 7 µm[304] , enquanto que utilizando electrólitos de ácido acético (CH3COOH)[305] foram obtidos diâmetros de tubo notavelmente mais pequenos. Em electrólitos de etilenoglicol envelhecidos e através de uma maior otimização dos parâmetros de anodização, o comprimento dos nanotubos atingiu 260 µm e os tubos com uma disposição hexagonal quase ideal cresceram[306] . Em geral, a morfologia e a estrutura dos nanotubos foram fortemente influenciadas pelas condições electroquímicas, particularmente a tensão de anodização e os parâmetros da solução, tais como a concentração de HF, o pH e o teor de água no eletrólito.)

FUNCIONALIZAÇÃO DE NANOTUBOS DE TIO2 COM FACTORES DE CRESCIMENTO E FÁRMACOS ANTIBACILARES/ANTI-INFLAMATÓRIOS

As estruturas nanotubulares de TiO2 podem ser funcionalizadas com factores de crescimento osteogénicos (produtores de osso) que podem desempenhar um papel vital na osseointegração do implante. Um estudo in vivo em ratos indicou que a adesão dos osteoblastos e a capacidade de regeneração óssea foram significativamente aceleradas pelos nanotubos de TiO2 quando comparadas com as inserções de hidroxiapatite-β-fosfato tricálcico (HA-βTCP) utilizadas clinicamente 7[130] .

Foi demonstrado que a presença de nanotubos de TiO2 modificados quimicamente acelerou significativamente a cinética de crescimento da hidroxiapatite em 7 vezes. A modificação química dos nanotubos de TiO2 com hidróxido de sódio (NaOH) resultou numa superfície com titanato de sódio em nanoescala bioativo[308] , que pode melhorar a osteogénese (Figura 7.4). Um estudo recente sobre a adesão de osteoblastos em nanotubos de TiO2 (30-100 nm de diâmetro) concluiu que os nanotubos de grande diâmetro, no regime de aproximadamente 100 nm, induziram formas celulares extremamente alongadas, o que resultou numa regulação positiva substancialmente maior da atividade da fosfatase alcalina, sugerindo uma maior capacidade de formação óssea do que os nanotubos com diâmetros mais pequenos (30 nm)[309] . Estes nanotubos estimulam a formação e deposição de cristais de fosfato de cálcio quando expostos a 20 ciclos de imersão alternada em Ca(OH)2 saturado e 0,02 M (NH4)2HPO4 (Figura 7.5). Estas abordagens provam que os revestimentos de fosfato de cálcio podem ser fabricados nestes nanotubos, que podem servir como portadores de factores de crescimento osteogénico como a proteína morfogenética óssea-2 (BMP-2).

A BMP-2 desempenha um papel importante na formação do osso e a proteína humana recombinante (rhBMP-2) está atualmente disponível para utilização ortopédica nos Estados Unidos[310] . Um estudo recente demonstrou que os nanotubos de TiO2 funcionalizados com BMP-2 aumentam a adesão dos osteoblastos[311] . Embora a BMP-2 seja um potente fator de crescimento osteoindutor, é dispendioso. Esta abordagem demonstrou que os nanotubos de TiO2 podem ser potencialmente utilizados como suporte para uma gama mais vasta de factores de crescimento osteoindutores baratos para aplicações em implantes no futuro. O motivo peptídico bioadesivo mais frequentemente utilizado é a sequência arginina-glicina-ácido aspártico (RGD), que medeia a ligação das células ósseas a várias proteínas da matriz extracelular, como a fibronectina, a vitronectina, a sialoproteína óssea e a osteopontina. O RGD desempenha um papel importante na regulação da migração, adesão, propagação e diferenciação das células. Os nanotubos de TiO2 podem ser potencialmente utilizados como portadores de tais motivos bioadesivos. O fornecimento destas moléculas bioactivas a partir destas estruturas em nanoescala imitará de perto a arquitetura óssea natural e, por conseguinte, estimulará a resposta dos osteoblastos e aumentará a osteointegração.

A peri-implantite tornou-se a causa comum de fracasso dos implantes dentários. Trata-se de um processo inflamatório que afecta os tecidos à volta de um implante osseointegrado em função, resultando assim na perda de osso de suporte. Têm sido utilizados inúmeros agentes mecânicos e químicos para limpar a superfície infetada do implante. Mas conseguir uma reintegração completa com a superfície do implante continua a ser um desafio.

Estudos recentes exploraram a utilização de nanotubos de TiO2 como transportadores de fármacos antibacterianos para impedir a adesão bacteriana, o crescimento e a formação de biofilmes. Nanotubos de TiO2 com 80 nm de diâmetro e 400 nm de comprimento foram carregados com gentamicina[13121] . Os resultados indicaram que os nanotubos podem ser efetivamente preenchidos com o fármaco e que os nanotubos com fármaco reduziram significativamente a adesão bacteriana na superfície. Este facto aumentou ainda mais a diferenciação dos osteoblastos nos nanotubos preenchidos com gentamicina. Outro estudo recente foi efectuado em nanotubos de TiO2 revestidos com fármacos antibacterianos como a penicilina/estreptomicina e o fármaco anti-inflamatório (dexametasona) utilizando uma adsorção física simples[3131] . Os resultados mostraram que estas superfícies nanotubulares funcionalizadas aumentaram a atividade e a proliferação dos osteoblastos. Num estudo in vivo em porcos, foram colocados no crânio frontal implantes de titânio cobertos com uma camada ordenada de nanotubos de TiO2 com um diâmetro de tubo individual de 30 nm e 25 implantes de titânio comercialmente puro (cp-Ti)[13141] . A formação óssea peri-implantar e a avaliação do contacto osso-implante (BIC) revelaram que a superfície nanotubular influenciava a formação e o desenvolvimento ósseo, melhorando a função dos osteoblastos, e que os revestimentos de nanotubos resistiam às forças de cisalhamento provocadas durante a inserção do implante. Recentemente, foi efectuado um estudo in vivo em tíbias de coelho sobre a ligação óssea de duas superfícies de implantes de titânio com nanotubos de TiO2 e superfícies jateadas com TiO2. Após 4 semanas de implantação, os ensaios de arrancamento indicaram que os nanotubos de TiO2 melhoraram significativamente a resistência da ligação óssea até nove vezes, em comparação com as superfícies de TiO2 jato de areia. A análise histológica revelou uma maior área BIC, nova formação óssea e níveis mais elevados de cálcio e fósforo nas superfícies de nanotubos [5[311] .

HIDROGEL PEG COMO MEMBRANA GBR EM MEDICINA DENTÁRIA

IMPLANTOLOGIA

A técnica de ROG tem sido amplamente aceite para regenerar um volume ósseo suficiente antes ou em simultâneo com a colocação de implantes[1316-3181]. No início, as membranas de politetrafluoroetileno expandido (ePTFE) foram propostas como padrão para a ROG [33-35]. No entanto, as desvantagens das membranas de ePTFE não reabsorvíveis levaram ao desenvolvimento de membranas biocompatíveis e bioreabsorvíveis [305,3071]. Foram investigados diferentes tipos de membranas biocompatíveis e bioreabsorvíveis feitas de materiais naturais ou sintéticos para aplicações de ROG [3123141]. Entre as membranas reabsorvíveis disponíveis no mercado, as membranas de colagénio têm sido bem documentadas como sendo eficazes em procedimentos de ROG. No entanto, as membranas de colagénio não são capazes de manter um espaço adequado [3121]. Além disso, as membranas pré-fabricadas têm de ser personalizadas na cadeira. Por conseguinte, foi considerado o desenvolvimento de uma membrana que possa ser personalizada in situ e com melhores caraterísticas de manuseamento.

O hidrogel de PEG foi introduzido na medicina dentária como uma membrana biodegradável para ROG, como transportador de estímulos biológicos osteoindutores como a hormona paratiroide (PTH) e a proteína morfogenética óssea-2 (BMP-2). Quando aplicadas como membrana de ROG em coelhos, as membranas de PEG facilitaram uma quantidade semelhante de regeneração óssea em comparação com as membranas de ePTFE. O hidrogel de PEG foi avaliado em ensaios clínicos controlados e aleatórios em humanos. Os resultados do estudo concluíram que a nova membrana de hidrogel PEG foi tão bem sucedida como uma membrana de colagénio padrão no tratamento de defeitos de deiscência óssea à volta de implantes dentários com um manuseamento clínico simplificado.

PROGRESSOS RECENTES NO DOMÍNIO DAS NANOTECNOLOGIAS

AVANÇOS RECENTES NO DOMÍNIO DAS NANOTECNOLOGIAS[ ][330]

A nanotecnologia é a criação de materiais, dispositivos e sistemas funcionais através do controlo da matéria à escala do comprimento nanométrico e da exploração de novos fenómenos e propriedades (físicas, químicas e biológicas) a essa escala de comprimento. A nanotecnologia tem aplicações em muitos domínios, como

- A medicina inclui diagnóstico, administração de medicamentos e engenharia de tecidos
- Química e ambiente inclui Catálise, Redução do consumo de energia, Aumento da eficiência da produção de energia, Energia, Reciclagem de baterias Filtragem
- Informação e comunicação inclui Novos dispositivos semicondutores, Computadores quânticos
- A indústria pesada inclui a indústria aeroespacial, os fabricantes de veículos, as refinarias, os bens de consumo e os produtos alimentares

TIPOS DE NANOTECNOLOGIAS

Nanofármacos - As aplicações incluem cancro, agentes antivirais, arteriosclerose, doenças pulmonares e diabetes, terapia genética, engenharia de tecidos, reparação de células de tecidos Nanodispositivos - As aplicações incluem a administração de agentes de diagnóstico e terapêuticos Podem ser geralmente divididos em três tecnologias moleculares potentes:

- Materiais e dispositivos à escala nanométrica a aplicar em diagnósticos avançados e biossensores, na administração de medicamentos orientados e em medicamentos inteligentes.
- Medicina molecular através da genómica, da proteómica, da biótica artificial (robôs microbianos)

- Máquinas moleculares e nanorrobôs médicos ajudam no diagnóstico e tratamento microbiano imediato e na melhoria das funções fisiológicas

Engenharia de tecidos

A nanotecnologia pode ajudar a reproduzir ou a reparar tecidos danificados. A "engenharia de tecidos" recorre à proliferação celular estimulada artificialmente através da utilização de suportes adequados à base de nanomateriais e de factores de crescimento. A engenharia de tecidos acabará por substituir os tratamentos convencionais actuais, como o transplante de órgãos ou os implantes artificiais.[331]

Biofarmacêutica

A nanotecnologia oferece novas soluções de distribuição em dois domínios:

- Encapsulamento de medicamentos
- Transportadores funcionais de medicamentos.

A vantagem da utilização de materiais de encapsulamento à escala nanométrica reside no facto de apresentarem melhores soluções para a administração de determinados medicamentos. Os transportadores funcionais de fármacos são outro tipo de administração de fármacos que utiliza nanomateriais para transportar fármacos para um local específico do corpo humano[332] . Por exemplo, certas nanoestruturas (fulerenos/buckyballs, dendrímeros e Nanoshells) podem ser utilizadas para atingir células específicas e, subsequentemente, libertar a carga útil à medida que entram nas células (as células podem absorver materiais com <100 nm, daí a importância do desenvolvimento de nanoprodutos.

MAGNÉTICA

- O controlo magnético da libertação de fármacos com a ajuda de nanopartículas é outro método através do qual a nanotecnologia beneficia a libertação de fármacos.
- Geralmente consiste em fluidos magnéticos que se ligam e concentram os medicamentos no local da sua administração.

- O fluido magnético é normalmente constituído por nanopartículas magnéticas que flutuam num fluido orgânico e inorgânico.
- As nanopartículas magnéticas consistem em compostos à base de ferro com dimensões nanométricas. No entanto, antes de poderem ser utilizadas no corpo, têm de ser revestidas com materiais biodegradáveis, não tóxicos e biologicamente estáveis.[333]
- Estas nanopartículas devem também ser compatíveis com o ambiente interno da célula.
- As nanopartículas magnéticas têm a capacidade de serem atraídas por campos magnéticos distantes, pelo que concentram os fármacos no local do tumor sólido de cancro. Esta caraterística pode também ajudar na termoterapia.
- Os progressos futuros dependem da partilha de conhecimentos sobre instrumentos e técnicas, bem como do intercâmbio de competências sobre as interações atómicas e moleculares ao longo da nova fronteira científica. Trata-se de um domínio de investigação e desenvolvimento verdadeiramente multidisciplinar, no qual os cientistas de materiais, os investigadores médicos e os engenheiros mecânicos e electrónicos devem trabalhar em conjunto com os biólogos, os físicos e os químicos.

MATERIAIS IMPLANTÁVEIS

A possibilidade de reparar e substituir tecidos humanos é outra aplicação notável da nanotecnologia nas ciências biomédicas. Os cientistas estão a desenvolver uma nova geração de bioestruturas à nanoescala que resolvem alguns dos problemas relacionados com a reparação e substituição de tecidos no corpo (os problemas mais comuns são a rejeição imunitária e a cirurgia invasiva). A nanotecnologia oferece novos nanomateriais e revestimentos biocompatíveis que deverão aumentar a adesão, a durabilidade e o tempo de vida dos implantes. [334]

Outros domínios de aplicação das bioestruturas à nanoescala incluem a reparação óssea, os materiais bioreabsorvíveis e os materiais inteligentes. No caso da reparação óssea, a apatite de fosfato de cálcio (CPA) e a hidroxiapatite (HAP), por exemplo, são dois materiais nanocerâmicos que podem ser utilizados, uma vez que têm a capacidade de se adaptar ao osso e de se ligar a ele. Os materiais bio-reabsorvíveis têm a vantagem de ter a capacidade de se desintegrar sem intervenção humana. Por exemplo, estes nanomateriais podem ser utilizados em suturas e dispositivos de fixação ortopédica mas, mais importante ainda, podem ser utilizados como implantes temporários, o que evitaria uma cirurgia posterior devido à sua natureza biodegradável. Estes tipos de aplicações são geralmente considerados como métodos para restaurar ou melhorar o desempenho humano a nível mental (sensorial) e físico (aumentar a força ou restaurar a mobilidade). [335]

Esta tecnologia pode ser utilizada nos seguintes domínios:

Reparação e substituição de tecidos, Revestimentos de implantes, Suportes de regeneração de tecidos, Materiais de implantes estruturais, Reparação óssea, Materiais bioreabsorvíveis, Materiais inteligentes, Dispositivos de avaliação e tratamento, Auxiliares sensoriais, Implantes retinianos e cocleares.

Dispositivos implantáveis

A nanotecnologia oferece novas tecnologias que permitem a monitorização e a recolha de dados de uma forma mais eficiente. Os sensores nanométricos podem ser utilizados para monitorizar o nível de açúcar no sangue na diabetes. Outras aplicações incluem o desenvolvimento de microchips com sensores para monitorizar parâmetros corporais como o pulso, a temperatura e a glicose no sangue. [336]

Os dispositivos podem também ser implantados no corpo humano para aplicações médicas específicas. Por exemplo, sistemas de injeção de fluidos implantáveis muito pequenos podem ser colocados no corpo para administrar medicamentos a pedido para o tratamento de doenças como o cancro. As vantagens são a capacidade de atingir os tumores a tratar e estes dispositivos permitem uma dosagem mais optimizada da medicação. Outras aplicações incluem sensores cardíacos implantáveis para monitorizar a atividade do coração e a possibilidade de serem utilizados como desfribuladores implantáveis.

Por último, estão a ser desenvolvidos alguns nanodispositivos para restaurar a visão e corrigir disfunções auditivas. Estes tipos de dispositivos são construídos para recolher e interpretar informações e transformá-las em sinais eléctricos transferidos diretamente para o sistema nervoso de um indivíduo.

Os implantes retinianos utilizam nanodispositivos para estimular eletricamente os neurónios funcionais ilíacos na retina. A perda de audição é geralmente causada pela ausência ou mau funcionamento das células sensoriais na cóclea (cavidade em forma de espiral do ouvido interno que contém as terminações nervosas essenciais para a audição). Os implantes cocleares funcionam como substitutos da ação do ouvido médio, do movimento mecânico da cóclea e das células sensoriais.

Ajudas cirúrgicas Uma outra categoria de nanodispositivos que poderá mudar a prática da medicina é a dos nanodispositivos médicos que permitirão uma maior precisão, uma melhor monitorização dos parâmetros fisiológicos e biomecânicos e um procedimento cirúrgico mais seguro e potencialmente menos dispendioso, uma vez que são menos invasivos. Por exemplo, uma empresa está a desenvolver instrumentos médicos inteligentes (cateteres capazes de medir a velocidade do sangue ao longo de um vaso) que utilizam sensores com tecnologia de sistemas micro-electromecânicos (MEMS). Estão também a ser desenvolvidos sistemas cirúrgicos robóticos para fornecer aos cirurgiões instrumentos de precisão sem paralelo. [337] A grande vantagem desta tecnologia é o facto de permitir procedimentos cirúrgicos menos invasivos.

Ferramenta de diagnóstico Finalmente, a nanotecnologia oferece novas aplicações no domínio dos testes genéticos. Em particular, estas soluções inovadoras podem aumentar a velocidade e a precisão do processo de identificação de genes e materiais genéticos, quer para aplicações orientadas para o tratamento, quer para o desenvolvimento de novos medicamentos.

POUCAS APLICAÇÕES:

T4 bacteriana

O vírus, um conjunto de componentes proteicos, é uma "nanomáquina" biológica simples. A cabeça é uma membrana proteica, com a forma de uma espécie de icosaedro prolato com 30 facetas e cheia de ácido desoxirribonucleico (ADN). Está ligada por um pescoço a uma cauda constituída por um núcleo oco rodeado por uma bainha contrátil e assente numa placa terminal em forma de espiga à qual estão ligadas seis fibras. Os espinhos e as fibras fixam o vírus à parede celular bacteriana. A bainha contrai-se, conduzindo o núcleo através da parede e o ADN viral entra na célula. Os bacteriófagos estão a ser estudados em aplicações antibacterianas como a terapia com fagos.

Crisálida

O envenenamento, a asfixia, o afogamento, todos requerem uma reparação célula a célula, talvez demasiado extensa para os macrófagos. Uma crisálida envolve primeiro o doente e depois entra entre todas as suas células. Desmonta o doente, rodeando cada célula com a sua própria maquinaria de reparação e sistema vascular. A geometria já preserva a informação sobre a localização das células do doente. No entanto, se necessário, os gradientes químicos morfogénicos também poderiam reter esta informação. Um paciente incharia até 10 vezes o seu diâmetro original. Após a reparação, a crisálida retira-se da mesma forma que entrou.

Máquina de reparação de ADN

Flutuando dentro do núcleo de uma célula humana, uma nave de reparação construída por um montador efectua alguma manutenção genética. Esticando uma super bobina de ADN entre o seu par inferior de braços robóticos, a Nanomáquina puxa suavemente a cadeia desenrolada através de uma abertura na sua proa para análise. [338] Entretanto, os braços superiores separam as proteínas reguladoras da cadeia e colocam-nas numa porta de entrada. As estruturas moleculares do ADN e das proteínas são comparadas com a informação armazenada na base de dados de um nanocomputador maior, posicionado fora do núcleo e ligado à nave de reparação celular por uma ligação de comunicações. As irregularidades encontradas em qualquer uma das estruturas são corrigidas e as proteínas são novamente ligadas à cadeia de ADN, que volta à sua forma original. As estruturas moleculares do ADN e das proteínas são comparadas com a informação armazenada na base de dados de um nanocomputador de maiores dimensões, posicionado fora do núcleo e ligado ao chip de reparação celular por uma ligação de comunicações. Com um diâmetro de apenas 50 nanómetros, o vaso de reparação seria mais pequeno do que a maioria das bactérias e vírus, mas capaz de terapias e curas muito para além do alcance dos médicos actuais[339] . Com triliões destas máquinas a percorrerem a corrente sanguínea de um doente, a "medicina interna" assumiria um novo significado. As doenças seriam atacadas a nível molecular e doenças como o cancro, as infecções virais e a arteriosclerose poderiam ser eliminadas.

Nanorrobôs

Os nanorrobôs são definidos como "dispositivos robóticos controlados por computador construídos com componentes à escala nanométrica com precisão molecular, geralmente de dimensão microscópica". Os nanorrobôs são dispositivos que exercem um controlo preciso sobre a matéria. Cada nanorrobô mede 650 nm de comprimento e 160 nm de diâmetro. A biomolécula tem um diâmetro de 120 nm. Cada obstáculo tem um diâmetro de 120 nm. As entradas dos órgãos têm 400 nm de altura e largura com orifícios de entrada de 720 nm de diâmetro.

VÁRIOS PRODUTOS NANOTECNOLÓGICOS

(a) Nanocream - Nano fibras de óxido de alumínio

As fibras nano-estruturais de óxido de alumínio conferem maior resistência e melhor desempenho a metais, plásticos, polímeros e materiais compósitos. O grande número de grupos hidroxilo disponíveis nas nanofibras gera uma carga positiva na solução aquosa, de tal forma que atrai e retém partículas com carga negativa, incluindo bactérias, vírus, colóides orgânicos e não orgânicos e macromoléculas com carga negativa.

(b) Nano filtração

Utilização na purificação de água para fins médicos e dentários. Esterilização por filtração de soro médico, fluidos biológicos e outros produtos farmacêuticos.

(c) Compósito nanoporoso preenchido com sílica

O compósito com enchimento de sílica nanoporosa é um material relativamente novo que comprovadamente aumenta a resistência ao desgaste em aplicações posteriores. Os enchimentos de sílica porosa de tamanho nanométrico permitem que o monómero penetre neles, através de uma força capilar; o monómero é puxado para dentro e para fora do enchimento, reforçando o compósito e aumentando a durabilidade da curvatura entre as duas fases. Ao impregnar o monómero orgânico nos poros e ao adicionar um sistema de fotopolimerização, forma-se uma nanoestrutura sólida orgânica/inorgânica.

(d) Nanoadesivo - Poss

O Polyhedral OligomericSilseSquiox (Poss) permite a conceção de aditivos que tornam os plásticos invulgarmente leves, duráveis, tolerantes ao calor e amigos do ambiente. O Poss combina materiais orgânicos e inorgânicos em moléculas com um diâmetro médio de 1,5 nanómetros. Podem ser utilizadas como aditivos ou substitutos dos plásticos tradicionais. As aplicações actuais do Poss incluem adesivos dentários em que uma resina resistente proporciona uma interface forte entre os dentes e o material de restauração. Além disso, foi demonstrado que os materiais Poss são muito mais resistentes aos danos causados pela radiação e à erosão do que os polímeros convencionais.

Os procedimentos dentários utilizados são nanocompósitos, restaurações de ionómero de vidro nanocuráveis, materiais de impressão nanométricos, dentes de prótese nanocompostos, nanossoluções, nanoencapsulamento, aplicação de laser de plasma, implantes protéticos, nanoneedles, materiais de substituição óssea, desinfeção à base de nanopartículas em endodontia

Abordagem funcional: Nesta abordagem, os componentes de uma funcionalidade desejada são desenvolvidos sem ter em conta a forma como podem ser montados.

Outras abordagens adoptadas na Universidade de Rice são as seguintes

Nanotecnologia húmida: Estudo de sistemas biológicos que existem principalmente em meio aquoso, incluindo material genético, membranas, enzimas e componentes celulares de dimensão nanométrica.

Nanotecnologia seca: Deriva da ciência da superfície e da química física e centra-se no fabrico de estruturas em carbono, silício e outros materiais orgânicos.

Nanotecnologia computacional: Permite a modelização e a estimulação de estruturas complexas à escala nanométrica. O poder preditivo e analítico da computação é fundamental para o êxito da nanotecnologia.

Os objectivos produzidos pela nanotecnologia podem ser alcançados quando o cientista for capaz de manipular átomos individuais, desenvolver máquinas nanoscópicas, chamadas montadores, que podem ser programadas para manipular átomos e moléculas à vontade e, a fim de criar montadores suficientes para construir bens de consumo, algumas nanomáquinas, chamadas replicadores, serão programadas para construir novos montadores

NANORROBÔS EM ORTODONTIA][1321]

Os centros de nanorrobótica são máquinas auto-suficientes que funcionam à nanoescala. A conceção do nanorrobô consiste num material diamondóide revestido de glicocálix biocompatível com rotores de triagem molecular e um braço robótico (manipulador telescópico). Os diferentes tipos de moléculas Nanorobot são distinguidos por uma série de sensores quimiotácticos e o seu funcionamento é controlado por um estimulador. Os nanorrobôs podem ser utilizados para a manipulação de tecidos diretamente a nível nanométrico, tendo-se iniciado a investigação sobre a utilização de nanorrobôs em aplicações médicas como a administração de medicamentos, a gestão de aneurismas e tumores. A teoria da utilização desses nanorrobôs poderia ser alargada à medicina dentária e à ortodontia num futuro distante, em que nanorrobôs com mecanismos de motilidade específicos navegariam através do periodonto para o remodelar diretamente, permitindo um movimento ortodôntico acelerado dos dentes.

Nanoindentador

Um nanoindentador acoplado a um microscópio de força atómica (AFM) é utilizado para avaliar as caraterísticas superficiais à nanoescala de biomateriais. Foram também utilizados para avaliar as propriedades mecânicas, como a dureza, o módulo de elasticidade, o limite de elasticidade, a resistência à fratura, a dureza ao risco e as propriedades de desgaste através de estudos de nanoindentação.

Bio Mems/nems para movimentação dentária ortodôntica

Os sistemas microelectromecânicos biomédicos (Bio MEMS) podem ser definidos como a ciência e a tecnologia de funcionamento à microescala para aplicações biológicas e biomédicas, que podem ou não incluir quaisquer funções electrónicas ou mecânicas. Os elementos micromecânicos MEMS incluem engrenagens, motores e actuadores com movimento linear e rotativo para aplicações em sistemas biológicos. Os sistemas nanoelectromecânicos (NEMS) são dispositivos que integram funcionalidades eléctricas e mecânicas ao nível da nanoescala. Foi proposto que as células de combustível biocatalíticas microfabricadas (baterias enzimáticas) podem ser utilizadas para gerar eletricidade para auxiliar o movimento dentário ortodôntico. Uma microbateria enzimática, quando colocada na gengiva perto do osso alveolar, pode ser uma possível fonte de energia eléctrica para acelerar o movimento dentário ortodôntico. No entanto, há várias questões que precisam de ser abordadas, como a biocompatibilidade dos tecidos moles, o efeito de alimentos com diferentes temperaturas e intervalos de pH na produção dessa bateria enzimática microfabricada. Espera-se que o sistema baseado em MEMS/NEMS seja aplicado nos próximos anos para desenvolver células de biocombustível potentes e biocompatíveis, que possam ser implantadas com segurança no alvéolo da maxila ou da mandíbula para melhorar o movimento dentário ortodôntico.

Dispositivos Nano LIPUS

O ultrassom é uma forma de energia mecânica que é transmitida através e para dentro dos tecidos biológicos como uma onda de pressão acústica a frequências acima do limite da audição humana, sendo amplamente utilizado na medicina como ferramenta terapêutica, operatória e de diagnóstico. Foi relatado que o LIPUS aumentou o crescimento ósseo em implantes revestidos com poros de titânio e a cicatrização óssea após fratura e após osteogénese de distração mandibular, tendo também estimulado o crescimento da cartilagem mandibular. Outra aplicação desta técnica é a redução da reabsorção radicular durante o tratamento ortodôntico. Com base na sua observação de que o LIPUS pode promover a formação de tecido dentário em coelhos,

El Bialy et al. em 2003t3[40] J concluíram que pode ser utilizado para tratar a reabsorção radicular. A unidade será facilmente montada num suporte ou mesmo numa coroa removível de plástico. Pode também ser utilizado um sensor de energia que assegurará que a potência do LIPUS está a atingir a área-alvo das raízes dos dentes no interior do osso. Braquetes inteligentes com sensores nanomecânicos

Foi recentemente publicado o conceito de um bracket inteligente com sistema de sensores integrado para medição de forças e momentos em 3D. Os sensores nanomecânicos podem ser fabricados e incorporados na base de braquetes ortodônticos para fornecer feedback em tempo real sobre as forças ortodônticas aplicadas.

Este feedback em tempo real permite ao ortodontista ajustar a força aplicada de forma a estar dentro de um intervalo biológico para mover eficazmente os dentes com o mínimo de efeitos secundários.

QUADRO 6: PANORÂMICA DOS AVANÇOS NOS NANOMATERIAIS E NA NANOTECNOLOGIA E SUAS APLICAÇÕES NAS CIÊNCIAS DENTÁRIAS

Dental Speciality	Advancement In The Dental Material Science, And Technology	Advantages, And Benefits
Preventive dentistry	• Casein phosphopeptide stabilized amorphous calcium phosphate (CPP-ACP) and Carbonate hydroxyapatite (HA) • Zinc carbonate HA • Carbon Nanotubules • Fluoroalkylated acrylic acid oligomers (FAAO) and poly-tertrfluro ethylene (PTFE) • Bio-mimetic HA Nanoparticles	• Prevents decalcification of dental hard tissue and promotes its remineralization. Also blocks the patent dentinal tubules thus reducing the sensitivity. • Strong dental caries inhibiting properties. • Strong tendency to adsorb oral microflora and neutralize the same. • Prevents biofilm formation when applied on the dental restorative materials also improves the surface properties of the restorative materials. • Facilitate re-mineralization of the altered enamel surface
Periodontics	• Poly lactic acid (PLA), poly lactic glycolide acid (PLGA) and bioactive glasses	• Bio-membranes for correction of osseous defects and they also have properties of

	• Nanocrystalline HA • Nanospheres and Nanocapsules • Bio-membranes (such as PLGA, chitin based, collagen modified etc.)	osteoconduction and osteoinduction. • Augmentation of osseous defects • Local and targeted drug delivery system for periodontal problems. • Selective differentiation and growth of epithelial cells during periodontal surgery and corrective procedure
Restorative dentistry	• Nanofilled resin modified glass ionomer cement (GIC) • Functionalized single walled Nanotube (SWNT) homogenized composite resins • Bio-active glass Nano particles • Bioactive glass modified composite resins and natural/synthetic polymers (such as PVA, chitosan, PEG, gelatin etc.) modified composite resin	• Improved mechanical properties, more esthetic restoration, optimal fluoride leaching features, high degree of wear resistance. • Improved esthetics, strength and durability of composite resin. • Predictable and efficient remineralization of enamel and dentin. • For tissue engineering and limited replacement of dental hard and soft tissues due to bio-mimetic properties and

		stability in oral environment.
Prosthodontics	• Silver Nanoparticle based tissue conditioner • Carbon/graphite fibre reinforced poly-methyl methacrylate denture (PMMA) resin • MWNT incorporated PMMA resin • Carbon Nano tubes/fibres enforced ceramics • Nano surface modification of titanium prosthetic implants	• Better fracture toughness and surface finish, to a limited extent bacteriostatic property. • Improved flexural strength and fracture toughness. • Improved fracture toughness. • Enhance hard and soft tissue integration and restore functionality of somatognathic system.
Oral and maxillofacial surgery	• Nano HA and/or collagen scaffold and bioactive glasses • Chitosan gelatin Nano bioactive glass ceramics • Electrospun polylatic co-glycolic acid Nanofiber scaffolds and membranes • Ultra-short SWNT blended with Nanocomposites	• Predictable and efficient bone engineering. • Predictable hard tissue regeneration also can be used as bone fillers. • Hard and soft tissue engineering. • Predictable and efficient hard tissue engineering (as such materials resembles trabecular bone pattern).
Endodontics	• N halamine functionalized silica core shell Nanoparticles	• Efficient and localized strong anti-microbial activity for

	• PLGA Nanoparticles encapsulated with photoactive drugs • Nanometric Bioglass 45S5 • Carbon fibre reinforced epoxy resin posts • Nano modified mineral trioxide aggregate (MTA)	efficient root canal cleaning and sterilization. • Root canal regeneration and antibacterial effects. • Improved fracture toughness, long lasting and compatible with root canal structures and restorative materials. • Enhanced physiochemical properties
Orthodontics	• Orthodontic wire coating of fullerene like Nanoparticles of tungsten disulfide (IF-WS2) • Nanoparticle modified orthodontic bonding materials (composite resin, GIC) • Elastomeric ligatures coated with Nanoparticles	• Improve tribological properties especially the friction coefficient. • Efficient and predictable bond strength between tooth structure and orthodontic attachments. • Delayed release of fluoride and antimicrobial agents to reduce the microbial load of oral cavity.
Oral medicine	• Porous calcium phosphate granules loaded with various drugs and PLGA Nanoparticles	• Efficient and localized delivery of drugs. • Improved solubility of CNTs and biocompatibility.

	• Carbon Nanotubules (CNT) as a carrier forvarious drugs, proteins and genes. • SWNT conjugated anticancer drugs	• Predictable and efficient delivery of anticancer drugs to local cells and tissues of craniofacial region.

DESAFIOS E TOXICIDADE DA NANOTECNOLOGIA

Os benefícios dos nanomateriais para a medicina moderna têm sido particularmente extraordinários. Nos últimos anos, os nanomateriais têm sido amplamente utilizados na produção de materiais dentários, incluindo resinas compostas de polimerização ligeira[341,342] e sistemas de colagem, materiais de revestimento para implantes dentários,[343] biocerâmicas, selantes endodônticos,[344] e colutórios. [345]

No entanto, para além de proporcionar melhorias significativas nos tratamentos clínicos, as aplicações de nanomateriais dentários também criaram preocupações crescentes relativamente à sua biossegurança. Uma vez que os nanomateriais têm dimensões semelhantes às das moléculas de ADN, proteínas, vírus e moléculas biológicas, alguns dos seus efeitos biológicos podem residir nos mecanismos de interação entre os seres vivos e o meio ambiente, o que ainda não foi claramente compreendido. De facto, as nanopartículas (NPs) são um tipo de sistema mesoscópico que possui um efeito de superfície especial, um efeito de tamanho pequeno e um efeito de tunelamento quântico macroscópico. Quando reduzidos à nanoescala, muitos materiais benignos podem apresentar uma toxicidade celular apreciável. Por exemplo, o TiO2, um material de substrato comum para implantes dentários, foi anteriormente classificado como sendo biologicamente inerte em seres humanos e animais e tem sido utilizado como partícula de controlo negativo numa série de estudos toxicológicos. No entanto, foram recentemente descobertos vários possíveis efeitos adversos das NPs de TiO2 na saúde humana. [346,347], Além disso, dados in vitro também demonstraram a toxicidade celular dos nanomateriais de óxido de zinco (nano-ZnO), que foram desenvolvidos para inúmeras aplicações anti-infeção. [348]

De facto, os nanomateriais não são inerentemente benignos; podem afetar os comportamentos biológicos a diferentes níveis, incluindo os níveis celular, subcelular e proteico. Após a exposição, alguns nanomateriais viajam facilmente pelo corpo, depositam-se em órgãos-alvo, penetram nas membranas celulares, alojam-se nas mitocôndrias e desencadeiam respostas prejudiciais. Nos últimos anos, muitos estudos demonstraram que os nanomateriais podem acumular-se no coração, fígado, baço, pulmões e rins dos animais. [349,350] O cérebro é diferente dos outros órgãos, uma vez que a barreira hemato-encefálica (BBB) pode impedir a entrada da maioria das substâncias no cérebro. No entanto, a investigação existente demonstrou que os nanomateriais atravessaram com relativa facilidade a BHE para o cérebro, e a travessia da BHE pelos nanomateriais foi atribuída às suas pequenas dimensões e elevada atividade superficial. Além disso, estes nanomateriais podem mesmo ser translocados para o cérebro através dos nervos olfactivos e sensoriais. [351,352] Todas estas descobertas sugerem que o sistema nervoso central (SNC) pode ser danificado e que a exposição a nanomateriais pode provocar uma série de efeitos patogénicos.

Os investigadores realizaram muitos estudos in vivo e in vitro para explorar as interações entre os nanomateriais e as macromoléculas biológicas, células, órgãos e tecidos, e a maioria destes estudos concluiu que os efeitos da toxicidade biológica dos nanomateriais podem ser induzidos por mecanismos de stress oxidativo e reacções inflamatórias. [353,354] Contudo, um problema que surgiu foi o de saber se os métodos e técnicas tradicionais utilizados na análise das toxicidades dos nanomateriais são exactos e fiáveis. Surgiram outras questões sobre se as propriedades físico-químicas únicas dos nanomateriais introduziram novos mecanismos de lesão e se esses novos mecanismos conduzirão a novas patologias. Mesmo que os nanomateriais não introduzam novas patologias, poderão existir novos mecanismos de lesão que exijam ferramentas, ensaios e abordagens especiais para avaliar a sua toxicidade. [355] Por conseguinte, é ainda demasiado cedo para tirar conclusões explícitas sobre os perigos inerentes aos nanomateriais, e muito menos sobre os seus mecanismos exactos de toxicidade.

Estudos in vivo sobre a potencial toxicidade dos nanomateriais no SNC

Exposição de NP através de diferentes vias de administração de medicamentos

Em situações clínicas, os nanomateriais podem entrar no corpo através de diferentes vias. Por exemplo, os materiais utilizados na reparação óssea, as pastas para pensos periodontais, as pastas para canais radiculares e os revestimentos de superfícies de implantes podem ser visivelmente contaminados com sangue, permitindo assim que as NPs entrem rapidamente na corrente sanguínea a curto prazo e, eventualmente, atinjam o SNC através do transporte através da BHE. Além disso, quando os materiais estão a ser mecanicamente triturados e polidos na clínica ou no laboratório, as partículas dos materiais de restauração dentária podem espalhar-se no ar e entrar no SNC por inalação pulmonar ou ao longo das vias de translocação do nervo olfativo/trigémeo. Por último, o processo de abrasão e dissolução de nanopreenchimentos e materiais de restauração e a utilização de pastas dentífricas e elixires podem levar à exposição de NP na mucosa oral, bem como a uma maior absorção no trato gastrointestinal após a deglutição. Neste ponto, centramo-nos nas principais vias através das quais os nanomateriais entram no SNC.

Num estudo recente realizado por **Vilella et al,**[356] , o autor verificou que as NPs estavam amplamente distribuídas pelas regiões do cérebro 6 horas após a injeção intraperitoneal em ratos C57Bl6 (Figura 3). Esta descoberta foi ainda confirmada pelos resultados de outro estudo de toxicidade[357] em que as concentrações de zinco no cérebro de ratos aumentaram significativamente após uma injeção intravenosa de uma suspensão de NPs de ZnO durante 14 dias consecutivos. O estudo também descobriu que a concentração de neurotransmissores no cérebro, como a norepinefrina e a epinefrina, permaneceu inalterada. Esta observação sugere que a injeção intravenosa aguda de NPs de ZnO pode não afetar as concentrações de neurotransmissores em ratos adultos. Em contraste, **no estudo de Zhang et al. realizado em 2011**[358] , foi relatado um aumento significativo de partículas de Ti no córtex cerebral e no estriado quando os ratos foram instilados por via intranasal com diferentes tipos de NPs de $TiO2$; isto causou alterações morfológicas claras nos neurónios e criou uma perturbação significativa nos níveis de neurotransmissores de monoamina. Esta investigação realçou o papel importante da modificação da superfície das NPs na sua neurotoxicidade. De facto, os nanomateriais com as mesmas composições químicas diferiam nas suas propriedades toxicológicas em função das suas formas, tamanhos, cargas superficiais, tipos de material de revestimento e reatividade.[359] **Li et al em 2010**[136] examinaram as potenciais influências sistemáticas das NPs de TiO2 em ratos após uma instilação intratraqueal de 4 semanas. Os seus resultados indicaram que as NPs de TiO2 podiam ser transferidas através da BHE e, posteriormente, induzir uma lesão no cérebro através da ativação de respostas ao stress oxidativo. Num outro estudo de toxicidade das NPs de TiO2 em ratos realizado por **Ze et al em 2014**[361] , as NPs de TiO2 foram translocadas e acumuladas no cérebro através da administração nasal, o que levou a um stress oxidativo e a uma série de alterações patológicas, como a proliferação excessiva das células gliais e a apoptose das células do hipocampo. Os autores registaram ainda algumas alterações significativas em genes que podem ser potenciais biomarcadores de toxicidade cerebral. Resultados semelhantes foram também comunicados por **Kwon et al em 2013**[362] , que descobriram que a exposição a NPs de Al modulava as expressões genéticas e proteicas das proteínas quinases activadas por mitogénio e as suas actividades. **Marano et al, em 2011**[363] , discutiram recentemente a geração de espécies reactivas de oxigénio (ROS) induzida por NP e a ativação de vias de sinalização que envolvem várias proteínas cinases. Um estudo in vivo recente[364] investigou os efeitos tóxicos de nano-TiO2 , nano-ZnO e nano-Al2 O3 em ratinhos através de exposição oral (500 mg/kg) durante 21 dias consecutivos. Estas NPs produziram um stress oxidativo significativo no cérebro, como é evidente pelo aumento dos níveis de ROS e pelas actividades alteradas das enzimas antioxidantes. Estas alterações foram também apoiadas pela inibição da CuZnSOD e da MnSOD, que são consideradas importantes biomarcadores do stress oxidativo. Estas observações foram consistentes com outro conjunto de investigação sobre a toxicidade das NPs de TiO2, realizada 2 anos antes por **Hu et al em 2011**[365] . Esta investigação também indicou que

As NPs de TiO2 induziram uma acumulação de ROS no hipocampo do rato. Estudos semelhantes sobre o stress oxidativo, associados a análises selectivas da expressão genética e a biomarcadores imunológicos, melhorariam a nossa compreensão dos mecanismos de neuroinflamação e neurodegeneração associados às XPsJ[3661] Estes resultados sugerem que o envolvimento do stress oxidativo é um dos principais mecanismos envolvidos nas manifestações tóxicas induzidas pelas NP. Outros possíveis mecanismos de neurotoxicidade induzidos pela NP incluem reacções inflamatórias,[13671] anomalias mitocondriais, [368] e disfunções da apoptose e da autofagia.[369]

Neurotoxicidade nos neurónios

As linhas de células neuronais habitualmente utilizadas para estudos in vitro são as seguintes 1) células neuronais PC12 do rato [370,371], que derivam de um feocromocitoma da medula suprarrenal do rato; as linhas celulares PC12 são normalmente utilizadas para a avaliação neurobiológica e neuroquímica da neurotoxicidade induzida pelas NPs; e 2) uma linha celular de neuroblastoma SHSY5Y humano[372,373], que é considerada um modelo celular adequado para a avaliação da neurotoxicidade, porque possui muitas propriedades bioquímicas e funcionais dos neurónios. [374] Além disso, foram também utilizadas linhas celulares de cultura primária na avaliação da neurotoxicidade das NPs; estas linhas incluem células neuronais corticais humanas (HCN-1A), neurónios dopaminérgicos de rato (N27), células neuronais primárias de rato,[375] células embrionárias do striatum do rato ou células granulares cerebelares, [376] e neurónios CA1 e CA3 do hipocampo. [377,378] Foi agora confirmado que alguns nanomateriais podem explorar as vias endocíticas tanto para atravessar o endotélio da BHE in vivo como para entrar nos neurónios ou nas células gliais in vitro. [379] Por exemplo, **Vilella et al em 2014**[356] descobriram que havia uma absorção de NPs em neurónios do hipocampo que foram preparados a partir de ratos no dia embrionário 18 ou 19. Para além da acumulação intracelular, há também provas de que as diferentes NPs de óxidos metálicos afectam os potenciais de membrana dos neurónios e aumentam a taxa de disparo neuronal, alterando as respostas dos canais de potássio. Este resultado foi consistente com um estudo de toxicidade do nano-CuO em neurónios do hipocampo CA1 realizado por **Xu et al. em 2009** [380] Além disso, este efeito tóxico pode ter um impacto fisiológico no comportamento dos animais, o que foi demonstrado em ratos através do teste das suas capacidades de cognição espacial.81 Recentemente, o impacto dos nanomateriais no SNC, em particular nas células neuronais do hipocampo, foi ilustrado numa revisão exaustiva realizada por **Yang et al. em 2010**[381]

Recentemente, a identificação da toxicidade das nanopartículas para as células estaminais da linha germinal dos mamíferos suscitou grande preocupação quanto à biossegurança dos nanomateriais. Uma vez que as nanopartículas de prata podem agora aceder aos espermatozóides humanos através de uma variedade de produtos comercializados, como dispositivos contraceptivos e artigos de higiene materna, podem ocorrer problemas de fertilidade.

Uma vez que são minúsculos, os nanocompostos tóxicos seriam incrivelmente tóxicos em pequenos volumes. O receio é que possam ser criados venenos ou vírus maliciosos utilizando a nanotecnologia e que, devido à sua toxicidade, sejam necessários apenas pequenos volumes para causar reação.

- Posicionamento e montagem precisos de peças à escala molecular
- Técnicas económicas de produção em massa de nanorrobôs
- Biocompatibilidade
- Coordenação simultânea das actividades de um grande número de robôs independentes à escala micrométrica.
- Questões sociais de aceitação pública, regulamentação ética e segurança humana.
- Financiamento e questões estratégicas.
- Integração insuficiente da investigação clínica.
- Transposição ineficaz do conceito para o produto devido à insuficiência de capital de risco e ao excesso de burocracia.
- Falta de assistência médica

QUADRO 7: BARREIRAS À NANOTECNOLOGIA

Type Barrier	
Engineering	Feasibility of mass production technique Precise positioning and assembly of molecular scale parts
	Manipulating and coordinating activities of various microscale robots
Biological	Development of biofriendly nanomaterial Biocompatibility with all intricate of the human body
Social	Ethics
	Public acceptance Regulation and human safety

PROBLEMAS PARA A INVESTIGAÇÃO EM NANOTECNOLOGIA NA ÍNDIA [72]

- Decisões estratégicas lentas e dolorosas
- Financiamento insuficiente
- Falta de envolvimento das empresas privadas
- Problemas de retenção de mão de obra formada

FUTURO 7[121]

Prevê-se que a nanotecnologia venha a alterar os cuidados de saúde de uma forma fundamental.

- Novos métodos de diagnóstico e prevenção de doenças.
- Seleção terapêutica adaptada ao perfil do doente.
- Administração de medicamentos e terapia genética.

DIRECÇÕES FUTURAS DA NANOTECNOLOGIA

A nanotecnologia é o estudo, a conceção, a criação, a síntese, a manipulação e a aplicação de materiais, dispositivos e sistemas à escala nanométrica (um metro é constituído por mil milhões de nanómetros)[13x21] . A nanotecnologia (por vezes abreviada para "nanotech") é o estudo da manipulação da matéria a uma escala atómica e molecular. De um modo geral, a nanotecnologia lida com estruturas com dimensões entre 1 e 100 nm, pelo menos numa dimensão, e envolve o desenvolvimento de materiais ou dispositivos dentro dessa dimensão. Grande parte do estudo da nanociência está relacionado com o fenómeno da auto-montagem, em que blocos de construção à escala nanométrica se auto-montam para formar estruturas complexas. A microbiologia relaciona-se com a nanociência a vários níveis. Muitas entidades bacterianas são nanomáquinas por natureza, incluindo motores moleculares como os flagelos e os pili. As bactérias também formam biofilmes através do processo de auto-montagem (por exemplo, a formação de Curli-film por Eschericia coli). A formação de hifas aéreas por bactérias e fungos também é dirigida pela montagem controlada e ordenada de blocos de construção. Além disso, a formação de cápsides de vírus é um processo clássico de reconhecimento molecular e de auto-montagem à nanoescala. Outro aspeto completamente diferente é a utilização de conjuntos bacterianos nano-ordenados para a nanotecnologia. A nanociência tem impacto em várias áreas da microbiologia. Permite o estudo e a visualização a nível da montagem molecular de um processo e facilita a identificação de motivos de reconhecimento molecular e de auto-montagem e a avaliação destes processos.

NANOMATERIAIS

Os nanomateriais foram classificados como os materiais que têm componentes estruturados com, pelo menos, uma dimensão inferior a 100 nm. Os materiais que têm uma dimensão à escala nanométrica (e são alargados nas outras duas dimensões) são camadas, tais como películas finas ou revestimentos de superfície. Algumas das caraterísticas dos chips de computador pertencem a esta categoria. Os materiais à nanoescala em duas dimensões (e alargados numa dimensão) incluem os nanofios e os nanotubos. Os materiais à escala nanométrica em três dimensões são partículas, por exemplo, precipitados, colóides e pontos quânticos (partículas minúsculas de materiais semicondutores). Os materiais nanocristalinos, constituídos por grãos de dimensão nanométrica, também se incluem nesta categoria. O domínio dos nanomateriais inclui subdomínios que estudam ou desenvolvem materiais com propriedades únicas decorrentes das suas dimensões à escala nanométrica[13x31] :

- A ciência das interfaces e dos coloides deu origem a muitos materiais que podem ser úteis em nanotecnologia, como os nanotubos de carbono e outros fulerenos e várias nanopartículas e nanobastões. Os nanomateriais com transporte rápido de iões estão também relacionados com a nanoiónica e a nanoelectrónica.
- Registaram-se progressos na utilização destes materiais em aplicações médicas.
- Os materiais à escala nanométrica são por vezes utilizados em células solares que combatem o custo das células solares tradicionais de silício.
- Desenvolvimento de aplicações que incorporem nanopartículas semicondutoras a utilizar na próxima geração de produtos, como a tecnologia dos ecrãs, a iluminação, as células solares e a imagiologia biológica.

APLICAÇÕES DOS NANOMATERIAIS

A maioria das aplicações actuais representam desenvolvimentos evolutivos de tecnologias existentes: por exemplo, a redução da dimensão dos dispositivos electrónicos.

Protectores solares e cosméticos

O dióxido de titânio e o óxido de zinco nanométricos são atualmente utilizados em alguns protectores solares, uma vez que absorvem e reflectem os raios ultravioleta (UV), mas são transparentes à luz visível, pelo que são mais apelativos para o consumidor.

Compósitos

As nanopartículas e os nanotubos são utilizados em compósitos, materiais que combinam um ou mais componentes separados e que são concebidos para apresentar melhores propriedades globais do que cada um dos componentes.

Argilas

As argilas que contêm nanopartículas naturais há muito que são importantes como materiais de construção e estão a ser continuamente melhoradas. Os compósitos à base de partículas de argila - contendo plásticos e flocos de argila nanométricos - estão também a encontrar aplicações, como a utilização em para-choques de automóveis.

Revestimentos e superfícies

Os revestimentos com espessura controlada à escala nanométrica ou atómica são já produzidos por rotina há algum tempo. Aplicações recentes incluem a janela auto-limpante, que é revestida com dióxido de titânio altamente ativado, concebido para ser altamente hidrofóbico (repelente de água) e antibacteriano, e revestimentos baseados em óxidos nanoparticulados que destroem cataliticamente agentes químicos.

Ferramentas de corte mais duras e resistentes

As ferramentas de corte feitas de materiais nanocristalinos, como o carboneto de tungsténio, o carboneto de tântalo e o carboneto de titânio, são mais resistentes ao desgaste e à erosão e duram mais tempo do que as suas equivalentes convencionais (de grão grosso). Estão a encontrar aplicações nas brocas utilizadas para fazer furos em placas de circuitos.

APLICAÇÕES BIOMÉDICAS DA NANOTECNOLOGIA E SUAS LIMITAÇÕES

Três aplicações da nanotecnologia em biomedicina [384] centram-se em: (i) administração de medicamentos específicos, (ii) técnicas de diagnóstico e (iii) próteses e implantes. O interesse está a aumentar nas aplicações biomédicas para utilização fora do corpo, como sensores de diagnóstico e técnicas "lab-on-a-chip", que são adequadas para a análise de sangue e outras amostras e para inclusão em instrumentos analíticos para I&D de novos medicamentos. Para o interior do corpo, muitas empresas estão a desenvolver aplicações nanotecnológicas para medicamentos anticancerígenos, bombas de insulina implantadas e terapia genética. Outros investigadores estão a trabalhar em próteses e implantes que incluem materiais nanoestruturados. As aplicações da nanotecnologia ainda não foram comercializadas há tempo suficiente para que as alegações sobre os riscos para a saúde humana e para o ambiente possam ser corroboradas. Ainda assim, pequenas nanopartículas podem entrar no corpo humano através de poros e podem acumular-se nas células. Os efeitos dessas nanopartículas na saúde são desconhecidos. A experiência histórica com consequências indesejadas das tecnologias, como a resistência dos medicamentos aos antibióticos, ou a persistência de substâncias químicas, como o DDT, no ambiente, ensina-nos a tomar precauções.

APLICAÇÕES NANOTECNOLÓGICAS EM SISTEMAS DE ADMINISTRAÇÃO DE MEDICAMENTOS,

NANODIAGNÓSTICO, E VÁRIOS OUTROS DOMÍNIOS

Prevê-se que a nanotecnologia nos permita tornar todos os produtos manufacturados mais rápidos, mais leves, mais fortes, mais inteligentes, mais seguros e mais limpos. Seguem-se alguns domínios em que a nanotecnologia pode ter um impacto significativo no futuro.

Sistema de administração de medicamentos

Nanobots e suas utilizações

Os nanobots são robots que desempenham uma função muito específica e têm uma largura de --50 100 nm. Podem ser utilizados de forma muito eficaz na administração de medicamentos. Normalmente, os medicamentos percorrem todo o corpo antes de chegarem à zona afetada pela doença. Utilizando a nanotecnologia, o medicamento pode ser direcionado para um local preciso, o que o tornaria muito mais eficaz e reduziria as probabilidades de possíveis efeitos secundários. **A figura 47** mostra um dispositivo que utiliza nanobots para monitorizar o nível de açúcar no sangue [385].

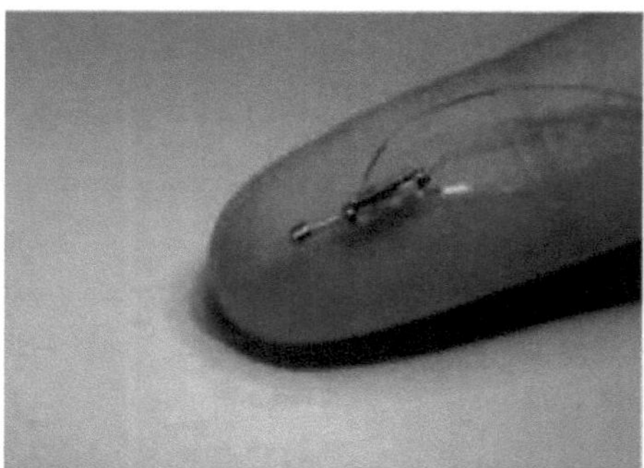

Figura 47: dispositivo que utiliza nanorrobôs para controlar o conteúdo do sangue

Nanobots sensores especiais podem ser inseridos no sangue sob a pele, onde microchips, revestidos com moléculas humanas e concebidos para emitir um sinal de impulso elétrico, monitorizam o nível de açúcar no sangue. Os transportadores de fármacos têm paredes com apenas 510 átomos de espessura e a célula interna cheia de fármacos tem normalmente 50-100 nm de largura. Quando detectam sinais da doença, fios finos nas suas paredes emitem um impulso elétrico que faz com que as paredes se dissolvam e o medicamento seja libertado. Uma grande vantagem da utilização de nanobots para a administração de medicamentos é que a quantidade e o tempo de libertação do medicamento podem ser facilmente controlados através do controlo do impulso elétrico[386] . Além disso, as paredes dissolvem-se facilmente e, por conseguinte, são inofensivas para o organismo. **A Elan Pharmaceuticals já começou a utilizar esta tecnologia nos seus medicamentos Emend da Merck e Rapamune da Wyeth**[387] . A nanomedicina poderá utilizar estes nanorrobôs (por exemplo, genes computacionais), introduzidos no corpo, para reparar ou detetar danos e infecções. Utilizando a nanotecnologia, o medicamento pode ser direcionado para um local preciso, o que o tornaria muito mais eficaz e reduziria as probabilidades de eventuais efeitos secundários. No futuro, estes nanorrobôs poderão efetivamente ser programados para reparar células doentes específicas, funcionando de forma semelhante aos anticorpos nos nossos processos naturais de cura.

UTILIZAÇÃO DE NANORATLETAS

Tang e os seus colaboradores[13881] demonstraram que as nanoratletas de sílica (nanopartículas do tipo chocalho constituídas por um invólucro esférico que encapsula uma partícula central de movimento livre em solvente) apresentam vantagens para o aumento in vivo da eficácia da terapia e para a redução da toxicidade sistemática dos medicamentos antitumorais.

O aumento da inibição tumoral das nanopartículas de sílica carregadas com docetaxel pode ser atribuído à libertação sustentada de docetaxel das nanopartículas in vivo, bem como à acumulação de nanopartículas carregadas com o fármaco no intratumor devido ao aumento da permeabilidade e do efeito de retenção após a administração intravenosa **(Figura 48)**.

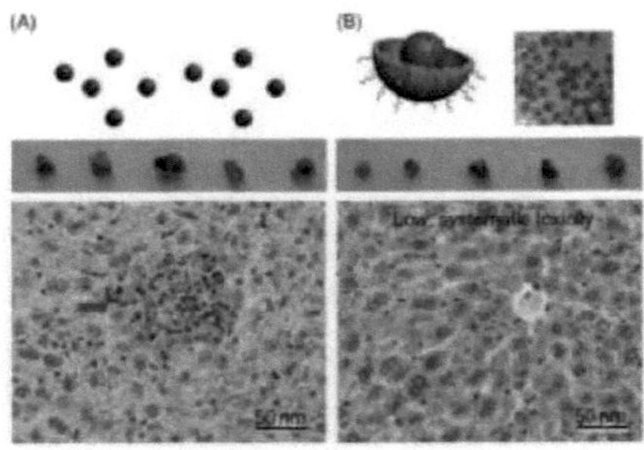

Figure 48: After encapsulation into the silica nanorattle, the antitumor drug docetaxel had increased therapy efficacy and decreased systematic toxicity for liver cancer therapy. (A) free drug and (B) drug-loaded silica nanorattle.

NANODIAGNÓSTICO E PREVENÇÃO DE DOENÇAS

BIOSENSORES

O nanodiagnóstico utiliza a tecnologia dos biossensores, que é um dos sistemas compactos mais promissores e que consiste numa análise composta de elementos de reconhecimento biológico (ADN, proteínas, etc.). O princípio de funcionamento dos biossensores consiste em detetar uma substância a analisar (glucose, antibióticos, etc.) utilizando um elemento transdutor ou um elemento detetor para quantificar a quantidade de substância a analisar. O transdutor ou o elemento detetor (funciona de forma físico-química; ótica, piezoeléctrica, eletroquímica, etc.) transforma o sinal resultante da interação da substância a analisar com o elemento biológico num outro sinal (isto é, transdutores) que pode ser mais facilmente medido e quantificado.

DIAGNÓSTICO COM NANOBOTS

Os cientistas da nanobiotecnologia conseguiram produzir microchips revestidos com moléculas biológicas. O chip foi concebido para emitir um sinal de impulso elétrico quando as moléculas detectam sinais de uma doença. Os nanobots sensores especiais podem ser inseridos no sangue sob a pele, onde podem verificar o conteúdo do sangue e alertar para eventuais doenças. Podem também ser utilizados para monitorizar o nível de açúcar no sangue. As vantagens da utilização destes nanobots são o facto de serem muito baratos de produzir e facilmente transportáveis[386] .

PONTOS QUÂNTUMICOS

Os pontos quânticos são nanomateriais que brilham muito intensamente quando iluminados por luz UV. Podem ser revestidos com um material que faz com que os pontos se liguem especificamente à molécula que se pretende seguir. Os pontos quânticos ligam-se a proteínas expressas em células cancerosas, ajudando assim a visualizar tumores 0[391] **(Figura 49)**.

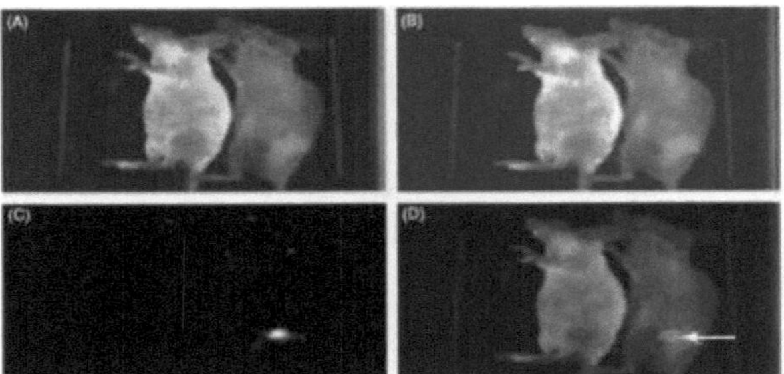

Figura 49: uma luz em lugares escuros. Imagem espetral de pontos quânticos. A mancha branca indicada com uma seta branca em D indica um tumor da próstata em crescimento num rato vivo

MEDICINA REGENERATIVA

A nanotecnologia desempenhará também um papel importante no domínio da medicina regenerativa. Esta área está associada à utilização de células estaminais pluripotentes que podem desenvolver-se noutros tipos de células, de modo a poderem, pelo menos em teoria, substituir tecidos destruídos por doenças como a diabetes, a doença cardíaca isquémica, a doença de Alzheimer, a doença de Parkinson, as lesões da espinal medula, a distrofia muscular, a degenerescência da retina e muitas outras [8[39]].

PREVENÇÃO DE DOENÇAS

INTERVENÇÕES CARDIOVASCULARES

Foi proposto que os nanobots também podem ser utilizados para prevenir ataques cardíacos (insuficiência cardíaca) no futuro. A insuficiência cardíaca é causada por depósitos de gordura que bloqueiam os vasos sanguíneos. Os nanobots podem ser direcionados para remover estes depósitos de gordura [[38] 6]. **A figura 50** mostra a imaginação artística de nanobots a remover os depósitos de gordura amarelos no interior dos vasos sanguíneos.

Embora a imagiologia de intervenções cardiovasculares com base em nano e micropartículas ainda esteja em fase de desenvolvimento, já apresentou um potencial empolgante para monitorizar procedimentos de intervenção primária para uma administração terapêutica precisa, aumentar a eficácia das terapêuticas administradas e monitorizar a eficiência terapêutica após intervenções realizadas para tratar doenças cardiovasculares [391].

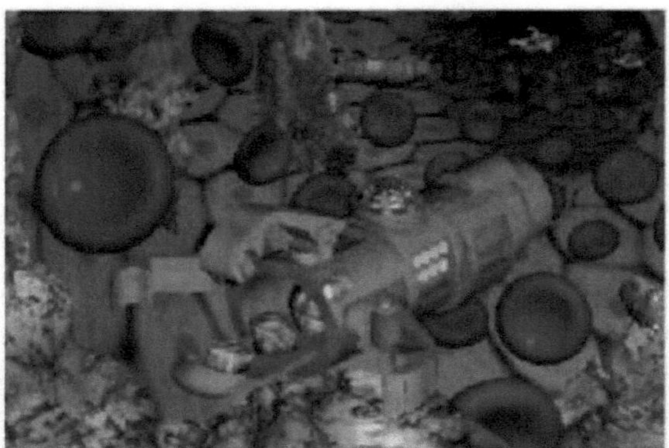

Figura 50: nanorrobôs que previnem ataques cardíacos

NANOPARTÍCULAS E A BARREIRA HEMATO-ENCEFÁLICA: UMA OPORTUNIDADE DE TRATAMENTO

As nanopartículas podem ser utilizadas como sistemas de transporte para ultrapassar a barreira hemato-encefálica (BHE) e administrar medicamentos específicos a regiões do cérebro que normalmente seriam inacessíveis. As suas superfícies podem ser revestidas com determinados materiais ou fabricadas de modo a poderem contornar a BHE e transportar o medicamento para os locais onde é necessário. Uma forma de terapia atualmente utilizada, embora não ultrapasse a BHE, é a chamada terapia de hipertermia, que utiliza partículas de nano-ferro para tratar tumores cerebrais como o glioblastoma [392] **(Figura 51)**.

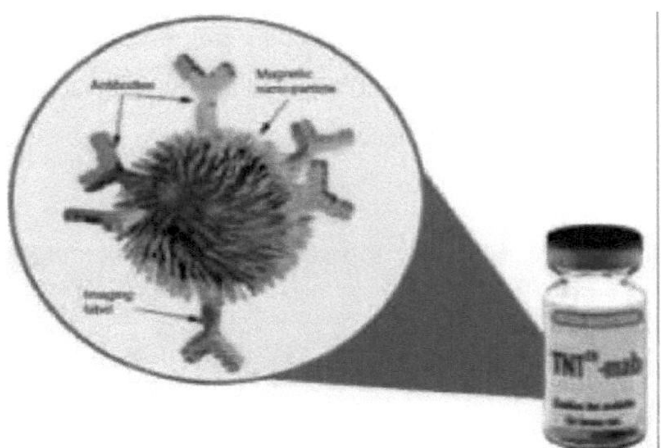

Figura 51: fogão para o cancro - a Triton Biosystems está a desenvolver uma terapia anticancerígena utilizando nanopartículas de ferro revestidas com anticorpos

RECONSTRUÇÃO DE TECIDOS

As nanopartículas podem ser concebidas com uma estrutura muito semelhante à do osso. É realizado um ultrassom nas estruturas ósseas existentes e, em seguida, são criadas nanopartículas semelhantes ao osso utilizando os resultados do ultrassom[384] . As nanopartículas semelhantes ao osso são introduzidas no corpo sob a forma de pasta[387] . Quando chegam ao local da fratura óssea, juntam-se para formar uma estrutura ordenada que mais tarde se torna parte do osso [387] .

FERRAMENTAS MÉDICAS

Os nanodispositivos são nanopartículas criadas com o objetivo de interagir com células e tecidos e realizar tarefas muito específicas[384] . Os nanodispositivos mais famosos são as ferramentas de imagiologia. Podem ser tomados comprimidos orais que contêm câmaras em miniatura. Estas câmaras podem atingir partes profundas do corpo e fornecer imagens de alta resolução de células tão pequenas como 1 μm de largura. (Um glóbulo vermelho tem 7 μm de largura[385] .) Isto torna-as muito úteis para o diagnóstico e também durante as cirurgias. **A Figura 52** mostra estas câmaras a trabalhar com outras nanopartículas para eliminar uma doença.

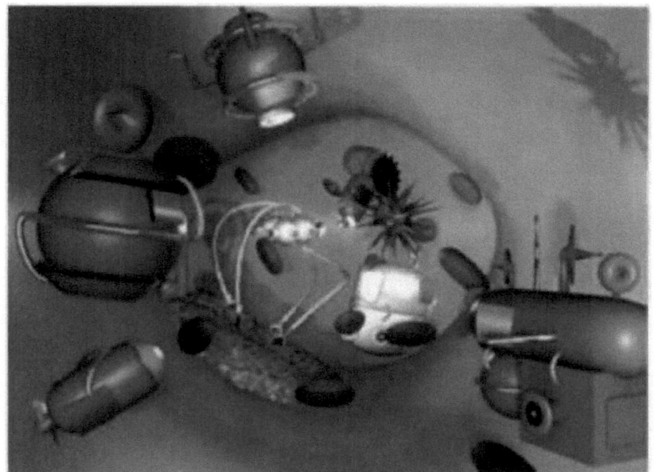

Figura 52: câmaras em miniatura no interior de vasos sanguíneos

OUTRAS APLICAÇÕES

TRATAMENTO DE NERVOS LESIONADOS

Outra aplicação fundamental das nanopartículas é o tratamento de nervos lesionados. **Samuel Stupp e John Kessler, da Universidade Northwestern, em Chicago, estudaram pequenas nanofibras semelhantes a varetas, denominadas anfifílicas.** Estas são revestidas com aminoácidos e são conhecidas por estimular o crescimento dos neurónios e impedir a formação de tecido cicatricial. As experiências demonstraram que os ratos e ratazanas com lesões na coluna vertebral recuperaram quando tratados com estas nanofibras [390].

NANOCÁPSULAS

Uma nanocápsula é constituída por um invólucro e um espaço no qual podem ser colocadas as substâncias desejadas. As nanocápsulas cheias de fármacos podem ser cobertas com anticorpos ou receptores de superfície celular que se ligam ao cancro ou a várias células e libertam o seu composto biológico em contacto com esse tecido específico[393] . As nanocápsulas poliméricas podem atualmente ser fabricadas em tamanhos e formas específicos. Estas podem então ser funcionalizadas através da inserção de moléculas com uma propriedade específica no invólucro das nanocápsulas. Estas moléculas provocam a libertação do conteúdo da nanocápsula em resposta a uma biomolécula específica, o que constituiria o mecanismo de desencadeamento de um sistema de administração de fármacos orientado.

NANOTUBOS

Os nanotubos de carbono são tubos de folhas de grafite com diâmetro à escala nanométrica, incluindo nanotubos de carbono de parede simples e nanotubos de carbono de parede múltipla[393] . As extremidades de alguns nanotubos são abertas, enquanto que as de outros são fechadas com tampas de quereno. Os nanotubos de carbono são designados como o "rei dos nanomateriais".

Foram descobertos medicamentos em nanotubos que matam bactérias. Estes medicamentos são mais eficazes do que os antibióticos tradicionais. Estes nanotubos têm cerca de 3 nm de diâmetro e 6 nm de comprimento. Para os transformar em bactericidas eficazes, são ligados a cadeias laterais dos aminoácidos que compõem um tubo.

NANOSSOMOS

Os nanosomas são capazes de transportar ingredientes activos de uma forma específica e são utilizados como veículos à escala nanométrica que penetram nas camadas profundas da pele para fornecer vitamina E. As proteínas e os fármacos hidrofóbicos podem ser encapsulados nestes nanosomas. Os nanosomas de fosfolípidos podem ser úteis para melhorar a administração de fármacos hidrofóbicos, tais como proteínas recombinantes e ácido nucleico, bem como fármacos hidrofóbicos anticancerígenos e anti-HIV.

NANOWIRES

Os nanofios são materiais artificiais que consistem em fios ultrafinos ou numa matriz linear de pontos. Os péptidos ricos no aminoácido histidina têm uma elevada afinidade para os iões metálicos[13941] . As histidinas incorporadas nos nanofios podem recrutar metais para a superfície do fio sem atrair as formas reduzidas. Os nanofios de silício com boro foram utilizados para criar sensores eléctricos altamente sensíveis e em tempo real para espécies biológicas e químicas[395] .

VACINAS SEM AGULHA E SEM DOR COM NANOPATCHES

Numa edição recente da revista Small ("Nanopatch-targeted skin vaccination against West Nile virus and chikungunya virus in mice"), **Kendall e os seus colaboradores**[396] descrevem a abordagem de nanopatch para direcionar diretamente as vacinas para milhares de células apresentadoras de antigénios cutâneos viáveis.

OS NANOMAGNETOS REMOVEM OS AGENTES PATOGÉNICOS DO SANGUE

Demonstrando uma nova utilização dos nanoímanes, investigadores suíços removeram rápida e seletivamente iões de metais pesados, medicamentos esteróides em excesso e proteínas do sangue humano. A superfície rapidamente acessível dos nanoímanes permite uma adsorção eficiente, em contraste com outras técnicas de purificação do sangue disponíveis no mercado **(Figura 53)**.

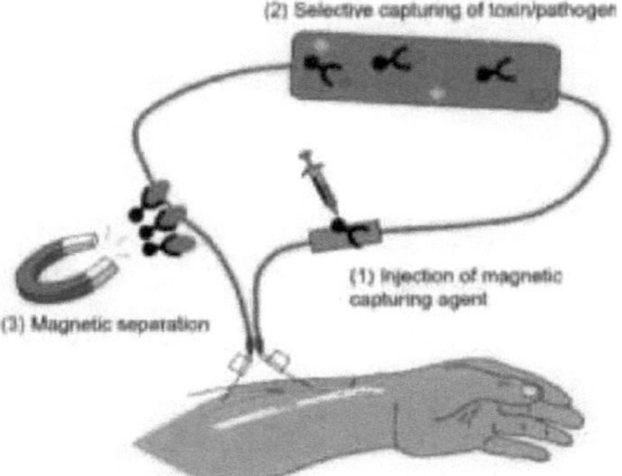

Figura 53: representação esquemática do processo de remoção de agentes patogénicos do sangue utilizando nanomagnetos.

PRATA NANOCRISTALINA

Com a maioria das aplicações da nanotecnologia na medicina ainda em desenvolvimento, a prata nanocristalina já está a ser utilizada como agente antimicrobiano no tratamento de feridas[397] . A prata actua de várias formas para perturbar as funções críticas de um microrganismo. Tem uma elevada afinidade para grupos laterais carregados negativamente em moléculas biológicas, tais como sulfidrilo, carboxilo, fosfato e outros grupos carregados distribuídos pelas células microbianas. A prata ataca múltiplos locais dentro da célula para desativar funções fisiológicas críticas, tais como a síntese da parede celular, o transporte da membrana, a síntese e tradução de ácidos nucleicos (ARN e ADN), a dobragem e função das proteínas e o transporte de electrões. Para certas bactérias, apenas uma parte por bilião de prata pode ser eficaz na prevenção do crescimento celular[398] . A nanotecnologia antimicrobiana de prata é eficaz contra agentes patogénicos associados a biofilmes, incluindo E. coli, Streptococcus pneumoniae, S. pneumoniae, Streptococcus aureus e Aspergillus niger[399] . A caraterização local à nanoescala da ultra-estrutura celular e das propriedades funcionais é um ponto importante para investigar a natureza cariogénica dos micróbios orais. O desenvolvimento de resistência à prata antimicrobiana seria extremamente raro porque um organismo teria de sofrer mutações simultâneas em todas as funções críticas numa única geração para escapar à influência da prata. A prata é mais eficaz do que os antibióticos tradicionais, porque é extremamente ativa em pequenas quantidades, uma pequena parte por bilião de prata pode ser eficaz na prevenção do crescimento celular.

NANOSFERAS

As nanoesferas são estruturas ocas à escala nanométrica feitas de polímeros. Estas nanoesferas podem ser carregadas com moléculas especiais, como medicamentos anticancerígenos. As nanoesferas injectáveis têm importantes aplicações potenciais, tais como a administração em locais específicos e a imagiologia médica.

Os cientistas biomédicos e os clínicos de todo o mundo estão a trabalhar no sentido da prevenção e da prestação precoce de cuidados para manter a saúde humana. Prevê-se que, num futuro próximo, a nanotecnologia tenha um grande impacto na investigação dentária e na melhoria das actuais metodologias de tratamento, conduzindo a cuidados de saúde oral de qualidade superior. Os nanomateriais serão utilizados de forma muito mais alargada e produzirão propriedades superiores que, combinadas com a biotecnologia e a cirurgia guiada por laser e digital, proporcionarão excelentes cuidados dentários.

Medidas preventivas mais inteligentes e intervenções mais precoces para evitar doenças craniofaciais utilizando nanodiagnósticos parecem ser uma realidade. A investigação em nanotecnologia abrirá definitivamente o caminho para o desenvolvimento de ferramentas que permitirão aos clínicos diagnosticar e tratar os tumores malignos orais na sua fase mais precoce. A biomimética e a nanotecnologia proporcionaram-nos os conhecimentos necessários para a bioengenharia de dentes perdidos e a remineralização de lesões cariosas. Este é um domínio que tem estimulado um enorme interesse entre os investigadores dentários e da nanotecnologia. As glândulas salivares podem ser uma porta de entrada no corpo para a administração de terapias moleculares precisas utilizando sistemas de administração de medicamentos baseados em nanopartículas com menos efeitos secundários. Os nanocarregadores melhoraram as propriedades estéticas, físicas e mecânicas dos materiais compósitos dentários.

Foram propostas aplicações futuristas para a utilização de nanobots (robots à nanoescala) no tratamento de lesões cariosas, hipersensibilidade da dentina, indução de anestesia dentária, reposicionamento de dentes (utilizando nanobots ortodônticos que poderiam manipular diretamente os tecidos periodontais, permitindo movimentos rápidos e indolores). Os dentifrobots (nanorrobots em dentifrícios), administrados através de elixires ou pastas de dentes, poderiam patrulhar as superfícies supra e subgengivais dos dentes, removendo continuamente a placa bacteriana/cálculo e metabolizando a matéria orgânica retida em vapor inofensivo e inodoro. Estas propostas podem parecer aparentemente ultrajantes, mas as invenções sempre foram fruto de ideias ultrajantes da comunidade científica. Instrumentos de previsão como o "lab-on-a-chip" podem utilizar a saliva como meio de diagnóstico de anomalias dentárias e outras anomalias físicas do corpo humano. A transição da nanotecnologia para a nanofabricação está verdadeiramente em curso. Numerosos produtos estão atualmente no mercado e muitos novos produtos "nano" sofisticados e inteligentes estão a ser desenvolvidos e estarão disponíveis num futuro próximo.[400]

CONCLUSÃO

Apesar de ter a dimensão de um bilionésimo de uma cabeça de alfinete, o nanómetro e a investigação que está a ser realizada em torno desta medida minúscula estão a provocar enormes ondas de antecipação e especulação nas comunidades científicas e de fabrico de produtos.

Os avanços nanotecnológicos devem ser vistos no contexto de outros desenvolvimentos esperados relevantes para a saúde oral nas próximas décadas. A nanodentística enfrenta muitos desafios significativos para concretizar as suas promessas. Espera-se que, a seu tempo, os nanorrobôs dentários tornem a medicina dentária rápida, indolor e de precisão uma realidade. Ao mesmo tempo, o aperfeiçoamento contínuo dos métodos tradicionais, o desenvolvimento de materiais de restauração avançados e novos medicamentos e abordagens farmacológicas continuarão a melhorar os cuidados dentários. A nanotecnologia está ainda na sua fase inicial. À medida que a investigação prossegue neste domínio, serão descobertas mais metodologias de tratamento. Muitas doenças que atualmente não têm cura poderão ser curadas pela nanotecnologia no futuro. Também foram discutidas algumas das preocupações, mas com os devidos cuidados estes problemas podem ser evitados. Os cientistas que são contra a utilização da nanotecnologia também concordam que o avanço da nanotecnologia deve continuar porque este domínio promete grandes benefícios, mas devem ser efectuados testes para garantir a segurança dos pacientes. Num futuro próximo, a nanotecnologia tornar-se-á um dia parte da nossa vida quotidiana e ajudará a prevenir muitas condições patológicas dentárias.

O domínio multidisciplinar das nanotecnologias está a aproximar cada vez mais a ciência do dispositivo quase incompreensivelmente pequeno da realidade. Os efeitos destes desenvolvimentos serão, em algum momento, tão vastos que provavelmente afectarão praticamente todos os domínios da ciência e da tecnologia. Como tal, a nanotecnologia tem a promessa de proporcionar o maior avanço tecnológico da história. As visões acima descritas podem parecer improváveis, impossíveis ou mesmo heréticas. No entanto, a investigação teórica e aplicada para as transformar em realidade está a progredir rapidamente. Prevê-se que os desenvolvimentos nanotecnológicos se acelerem significativamente através de novas iniciativas governamentais e do sector privado. Não é importante qual destes cenários se concretizará efetivamente. O importante é que os avanços na investigação e desenvolvimento nanotecnológicos tornaram essas aplicações teoricamente possíveis. O tempo, os avanços específicos, os recursos e as necessidades determinarão quais deles se tornarão realidade.

A nanotecnologia irá mudar a medicina dentária, os cuidados de saúde e a vida humana de forma mais profunda do que muitos desenvolvimentos no passado. Tal como acontece com todas as tecnologias, as nanotecnologias têm um potencial significativo de utilização indevida e abusiva numa escala e num âmbito nunca antes vistos. No entanto, também têm potencial para trazer benefícios significativos, como a melhoria da saúde, a melhor utilização dos recursos naturais e a redução da poluição ambiental. Estes são, de facto, os dias do milagre e da maravilha. À medida que a nanotecnologia se expande noutros campos, os clínicos, cientistas e fabricantes trabalharão para descobrir as utilizações e os avanços na medicina dentária. As aplicações da nanotecnologia na medicina dentária apenas se aproximaram do horizonte com oportunidades e possibilidades para o futuro que apenas podem ser limitadas pela nossa imaginação.

A nanodentistry dará uma nova visão aos cuidados de saúde oral abrangentes, uma vez que as tendências actuais em matéria de saúde oral têm vindo a mudar para uma intervenção mais preventiva do que um procedimento curativo e restaurador. Esta ciência pode parecer ficção agora, mas a nanodentística tem um forte potencial para revolucionar o diagnóstico e o tratamento de doenças por parte dos dentistas no futuro. Abre novos caminhos para um vasto e abundante trabalho de investigação. A nanotecnologia irá mudar a medicina dentária, os cuidados de saúde e a vida humana de forma mais profunda do que outros desenvolvimentos.

Embora a realização do objetivo de regeneração completa dos tecidos periodontais (cemento, ligamento periodontal e osso) para a gestão periodontal possa não ser possível durante muitos anos, os desenvolvimentos recentes em nanomateriais e nanotecnologia proporcionaram uma visão promissora das aplicações comerciais dos nanomateriais na gestão das doenças periodontais. Um grande número de cientistas de materiais tem dedicado os seus esforços ao desenvolvimento de novos nanomateriais; no entanto, é necessário que colaborem mais estreitamente com dentistas e cientistas dentários.

O trabalho atual centra-se nos desenvolvimentos recentes, em especial de nanopartículas e nanotubos para a gestão periodontal. Os materiais desenvolvidos a partir deles, tais como a nanoesfera oca, as estruturas do núcleo da casca, os nanocompósitos, os materiais nanoporosos e as nanomembranas, desempenharão um papel crescente no desenvolvimento de materiais para a indústria dentária. Quando a nanomecânica estiver disponível, o sonho final de todos os curandeiros, curandeiros e médicos ao longo da história tornar-se-á finalmente uma realidade. Robôs à microescala programáveis e controláveis, compostos por peças à nanoescala fabricadas com uma precisão nanométrica, permitirão aos médicos executar procedimentos curativos e reconstrutivos no corpo humano a nível celular e molecular. "Os médicos nanomédicos do século XXI continuarão a fazer bom uso dos poderes naturais de cura e dos mecanismos homeostáticos do corpo, porque, em igualdade de circunstâncias, são melhores as intervenções que intervêm menos.

A nanotecnologia vai afetar tudo", afirma William Atkinson, autor de "Nanoscom". Será como um nevão, os flocos de neve cujo peso se pode detetar podem fazer parar uma cidade. A nanotecnologia vai ser assim. O potencial de longo alcance da nanotecnologia está agora a torná-la uma das áreas mais importantes e excitantes da ciência. Tal como acontece com todas as tecnologias emergentes, um futuro bem sucedido para a nanotecnologia só será alcançado através da partilha aberta de ideias e de resultados de investigação, através de testes e de discussões francas[2] . A nanotecnologia revolucionará os cuidados de saúde, especialmente a medicina dentária, de forma mais profunda do que muitos outros desenvolvimentos do passado. Tem o potencial de trazer benefícios significativos, como a melhoria da saúde. No entanto, tal como acontece com qualquer outra tecnologia, também comporta um potencial de utilização incorrecta e abusiva. A evolução da nanotecnologia ajudará os dentistas com materiais, medicamentos e equipamentos fabricados com maior precisão, aumentando a segurança e a adesão dos pacientes[3] .

Para terminar,

"Como são muito pequenos os muito grandes!"

Do mesmo modo, a grandeza desta tecnologia reside na sua minúcia, ou seja, na **NANONESS!**

BIBLIOGRAFIA

1. Verma S, Chevvuri R, Sharma H. Nanotechnology in Dentistry: Libertando as jóias escondidas. J Indian Soc Periodontol 2018;22:196-200.

2. Patil, et al: Impacto futuro da nanotecnologia na medicina e na odontologia Jornal da Sociedade Indiana de Periodontologia - Vol 12, Número 2, maio-agosto de 2008

3. H M Jhaveri P R Balaji Nanotecnologia: O Futuro da Medicina Dentária Jornal da Sociedade Indiana de Dentisteria Protética março de 2005 Volume 5 Edição 1

4. S.K. Sahoo, doutorado, Parveen, MS. J.J. Panda, MS. The present and future of nanotechnology, biology, and medicine (O presente e o futuro da nanotecnologia, biologia e medicina). 2007;3:20-31.

5. Dr. Ifzah, Dr. Zain Patel NANODENTISTRY- A Review International Journal for Research in Applied Science & Engineering Technology (IJRASET) Volume 4 Edição VIII, agosto de 2016

6. Gambhir et al, nanotecnologia em odontologia: realizações actuais e perspectivas. J Orofac Sci 2013;5:9-14

7. Gupta Pankaj, Heeresh Shetty Nanotecnologia: o seu papel na dentisteria de restauração e na endodontia JPN Volume 4 Edição 1 setembro de 2016

8. Ensanya Ali Abou Neel Laurent Bozec et al Nanotecnologia em medicina dentária: prevenção, diagnóstico e terapia International Journal of Nanomedicine 2015:10 6371-6394

9. T Kaehler. Nanotecnologia: conceitos básicos e definições. Química Clínica 1994;40:1797-99

10. Elkassas D, Arafa A, As aplicações inovadoras de nanoestruturas terapêuticas em odontologia. Nanomedicine:NBM2017;13:1543-1562

11. S Ganguly And S K Mukhopadhyay Nano Science And Nanotechnology :Journey From Past To Present And Prospect In Veterinary Science And Medicine International Journal Of Nanoscience And Nanotechnology Volume 2 Number 1.(2011) Pp 79-83

12. Feyman RP. There Is Plenty Of Rooms At Bottom. Eng Sci. 1960;23:22-36.

13. Norio Taniguchi. Sobre o conceito básico de nanotecnologia. Proc. Conf. Intl. Prod. Eng. Tokoyo, Parte II, Sociedade Japonesa de Engenharia de Precisão, 1974.

14. Freitas RA. Projeto Jr Exploratório em Nanotecnologia Médica: Um glóbulo vermelho artificial mecânico. Biotecnol Artif Cells Blood Substit Immobile. 1998;26:450- 65

15. Gordon E. Moore Colocar mais componentes nos circuitos integrados Eletrónica, Volume 38, Número 8, 19 de abril de 1965

16. Drexler KE. New Era of Nanotechnology. Nova Iorque: Anchor press; 1986. Engines of Creation: The coming Era of Nanotehnology; 99-129.

17. HC Savkin Biomimética; substituir o corpo já não é ficção científica. J Am Dent Assoc 1996: 127:1254-1257

18. Freitas RA. Jr. Design exploratório em nanotecnologia médica: Um glóbulo vermelho artificial mecânico. Artif Cells Blood Substit Immobile Biotechnol. 1998;26:411- 30

19. Konig K, Reimann Fischer P, Halbhuber LJ. Nano-cirurgia intracelular com impulsos de laser de infravermelhos próximos. Cell Mol Biol. 1999;45:195-201.

20. Freitas RA. Nanodentística Jr. J Am Dent Assoc. 2000;131:1559-66.

21. Majeti nV. Ravi Kumar. Nano and Microparticles as Controlled Drug Delivery Devices. J Pharma Pharmaceut Sci.2003;3(2):234-58

22. Deick C. Miller, Anil Thapa, Karen M. Haberstroh e Thomas J. Webster. An In Vitro Study of Nanofiber Polymers for Guided Vascular Regeneration [Estudo in vitro de polímeros de nanofibras para regeneração vascular guiada]. Mat. Res. Soc. Symp. Proc. Vol711;2002: Sociedade de Investigação de Materiais

23. Doherty SA, Hile DD, Wise DL, Ying JY, Sonis ST, Trantolo DJ. Nanoparticulate hydroxyapetite enhances the bioactivity of a restorable bone graft (Hidroxiapetite nanoparticulada melhora a bioatividade de um enxerto ósseo restaurável). Mater Res Soc Symp Proc 2003: 735

24. Katti DS, Robinson KW, Ko FK, Laurenci CT. Sistemas baseados em nanofibras bioreabsorvíveis para cicatrização de feridas e administração de medicamentos: Otimização dos parâmetros de fabrico. J Biomed Mater Res. 2004;70:282-96

25. Penn SG, He L, Natan MJ. Nanopartículas para bioanálise. Curr Opin Chem Biol 2003;7:609-615

26. Sinha PM, Valco G, Sharma S, Liu XW, Ferrari M. Dispositivo de nanoengenharia para aplicação na administração de medicamentos. Nanotechnology 2004;15:S585-S589

27. Jayaraman K, Kotaki M, Zhang Y, Mox, Ramakrishna S. Recent advances in polymer nanofibers. J Nanosci Nanotechnol. 2004;4:52-65

28. Murugan R, Ramakrishna S. Pasta óssea compósita bioreabsorvível utilizando nano hidroxiapetite à base de polissacáridos. Biomaterials. 2004;25:3829-3835

29. Jennifer Vandiver, Delphine Dean, Nelesh Patel, William Bonfield, Christine Ortiz. Variação à nanoescala da carga superficial da hidroxiapetite detectada por espetroscopia de força de alta resolução química e espacialmente específica. Biomaterials. 2005;294:217-232

30. Pino- Segundo E, Ganem-Quintanar A, Alonso-Perez V, Quintanar-Guerrero D. Preparação e caraterização de nanopartículas de triclosan para tratamento periodontal. Int J Pharm. 2005;294:217-232

31. Chen HF, Clarkson BH, Sunk, Mansfield JF. Auto-montagem de nanobastões de hidroxiapetite sintética numa estrutura semelhante a um prisma de esmalte. J Colloid Interf Sci. 2005;76:1778-1784.

32. Seung-Yun Shin , HO-nam PARK, kyoung-Hwa Kim. Avaliação biológica da membrana de nanofibras de quitosana para regeneração óssea guiada. J Periodontol. 2005;76:1778-1784.

33. Walt A. de Heer, Philippe Poncharal, Claire Berger, Joseph Gezo, Zhimin Song, Jefferson Bettini, Daniel Ugarte. Liquid carbon, Carbon-Glass Beads and the crystallization of carbon nanotubes (Carbono líquido, esferas de vidro-carbono e cristalização de nanotubos de carbono). 2005;307:907-910.

34. Rajesh Vasita e Dhirendra S Katti. Nanofibras e suas aplicações na engenharia de tecidos. Int J Nanomedicine. 2006;1(1):15-30.

35. Wen Tso Liu, Nanoparticles and their biologic and Enviormental Applications (Nanopartículas e suas aplicações biológicas e ambientais). 2006;102(1):1-6

36. Parvesh Sharma, Scott Brown, Glenn Walter, Swadeshmukul Santra e Brij Mougil. Nanoparticles for Bioimaging. Advances in Colloidand Interface Science. 2006;123-126:471-485.

37. S. Sasikumar e R.Vijayaraghavan . síntese a baixa temperatura de hidroxiapatite nanocristalina a partir de casca de ovo pelo método de combustão. Tendências nBiómetro. Artif. Organs. 2006;19(2):70-73.

38. Vadali Shanthi, Sravani Musunuri. Perspectivas para os robôs médicos. Jornal de Nanotecnologia.2007

39. T. Waltimo, TJ Brunner, M Vollenweider, WJ Stark, M Zender. Efeito antimicrobiano do vidro bioativo nanométrico45S5. J Dent Res 2007;86:754-57.

40. N. ashammakhi, A. Ndreu, Y. Yang, H. Ylikauppila, L. nikkola. Nanofiberr-based tus scaffold for tissue engineering. Jornal Europeu de Cirurgia Plástica. 2007;8:1- 3

41. Goldberg M, Langer R, Jia X. Nanostructured materials for applications in drug delivery and tissue engineering (Materiais nanoestruturados para aplicações na administração de medicamentos e engenharia de tecidos). J Biometer Sci Polym Ed.2007;18(3):241-68

42. T. Ogawa, L Saruwatari, K Takeuchi, H. Aita, N. Ohno. Estruturação de nano-nodulares de Ti para integração e regeneração óssea. J Dent Res 2008;87:751-56

43. Tapan K Jain, Jhon Richey, Michelle Strand, Diandra L. Leslie-Pelecky, Chris A. Flask, Vinod Labhasetwar. Nanopartículas magnéticas com propriedades funcionais duplas: Libertação de fármacos e imagiologia por ressonância magnética. Biomaterials 2008;29(29):4012-21

44. Mundargi Rc, Babu VR, R Angaswamy V, Patel P, Aminabhavi TM. Nano/micro tecnologias para o fornecimento de terapêuticas macromoleculares utilizando poli (D,L-lactídeo-co-glicolídeo) e seus derivados. J Control Release. 2008 Feb 11; 125(3):193-209

45. Conroy Sun, Jerry S. H. Lee, Miqun Zhang. Nanopartículas magnéticas na imagiologia por RM e na administração de medicamentos Advanced Drug Delivery Reviews 2008;60(11):1252- 65

46. Cigdem Celik, Bulem Yuzugullu, Selim Erkut, Kivanc Yamanel. Efeitos dos enxaguatórios bucais na estabilidade da cor. Eur J Dent. 2008;2:247-53

47. Venugopal J, PrabhakaranMP, Low S, Choon AT, Zhang YZ, Deepika G, Ramakrishna S. Nanotecnologia para a nanomedicina e a administração de fármacos. Curr Pharm Des. 2008;14(22):2184-200.

48. Chua PH, Neoh KG, Shi Z, Kang ET. Estabilidade estrutural e avaliação da bioaptidão de multicamadas de polielectrólitos de ácido hylurónico-quitosano em substratos de titânio. J Biomed Mater Res A.2008 Dec15;87(4):1061-74.

49. Gaurav Vasudeva, Pawah Salil. Dentistry in the 21st Century: a Look into the Future. J Oral Health Comm Dent 2009;3(1):9-14

50. Omid Veiseh, Jonathan W. Gunn e Miqin Zang. Conceção e fabrico de nanopartículas magnéticas para administração de medicamentos e

imagiologia. Advanced Drug Delivery Reviews. 2010.62;3(8):284-304.

51. Bharali DJ, Khalil M, Simone TM, Mousa SA. Nanopartículas e terapia do cancro: revisão concisa com ênfase nos dendrímeros. Int J Nanomedicine. 2009;4:1-7.

52. Kaye RS, Purewal TS, Alpar HO. Partículas nano-in-micro (SIMANIM) fabricadas em simultâneo para a libertação de anticorpos em pó seco modificado. J Pharm Sci. 2009 Nov ;98(11):4055-68

53. Scott A. Saunders. Praticidade atual da nanotecnologia em medicina dentária. Parte 1.2009; Dentisteria Clínica, Cosmética e de Investigação; 47-61

54. Sonia B Bharadwaj, Manjula Mehta, K Gauba. Nanotecnologia: Papel nos biofilmes dentários. Dent Res 2009; 20 :511-3

55. Mitra SB, Wu D, Holmes BN. Uma aplicação da nanotecnologia em materiais dentários avançados. J Am Dent Assoc 2003;134:1382-90

56. Martins D, Frungillo L, AnnazzettiMC, Melo PS, Duran N. Atividade antitumoral de nanopartículas de ácido L-ascórbico -poly-D,L-(lactide-go-glycolide) contendo violaceína. Int J Nanomedicine 2010 Feb 2;5:77-85

57. Bhupinder S. Sekhon e Seema R Kamboj. Nanomedicina inorgânica - parte 1. Nanomedicina: Nanotecnologia, Biologia e Medicina;10:4-7.

58. Vuk Uskovi e Luiz Eduardo Bertassoni. Nanotecnologia em Ciências Odontológicas: caminhando para uma forma mais fina de fazer odontologia. Materials 2010;3:1674-1691

59. S. Mukherjee, S.Ray e R.S Thakur. Soild lipid nanoparticles: uma abordagem de formulação moderna no sistema de administração de medicamentos. Indian Journal of pharmaceutical sciences. 2009;71(4):349-358

60. Rosaiah Kanaparthy et al A face em mudança da medicina dentária: nanotecnologia. Jornal Internacional de Nanomedicina 2011:6 2799-2804

61. Rita Chandki et al. "Nanodentistry": Explorando a beleza da miniatura. J Clin Exp Dent. 2012;4(2):e119-24.

62. Eriberto Bressan et al. Superfícies Nanoestruturadas de Implantes Dentários. Int. J. Mol. Sci. 2013, 14, 1918-1931

63. Neetha J.Shetty et al. Nanorobots: Future in dentistry. The Saudi Dental Journal (2013) 25, 49-52

64. OE Ogle, N Byles Nanotecnologia na medicina dentária atual. West Indian Med J 2014; 63 (4): 344

65. Marco Salerno e Alberto Diaspro Dentistry on the bridge to nanoscience and Nanotechnology. Frontiers in Materials Nanobiotechnology Março2015| Volume2.

66. Dr. Ifzah, Dr. Zain Patel NANODENTISTRY- A Review. Revista Internacional de Pesquisa em Ciência Aplicada e Tecnologia de Engenharia (IJRASET) Volume 4 Edição VIII, agosto de 2016.

67. Iadiz, M.A.R., Bamedi, M. e Fakour, S.R. (2017) Doenças periodontais e nanotecnologia recentemente aplicada: Um artigo de revisão. Saúde, 9, 345-351

68. Hassan Lboutounne (2017), Nanosistemas de Medicina Dentária: Nanopartículas e a sua utilização em medicina dentária e cuidados de saúde oral. Int J Dent & Oral Heal. 3:10, 145157.

69. AlKahtani, R.N. As implicações e aplicações da nanotecnologia na medicina dentária: Uma revisão. Saudi Dental Journal (2018).

70. Pampaloni et al Avanços em Nano Neuroscience: De Nanomateriais a Nanotools. Nanotools for Neuroscience janeiro de 2019 volume 12 artigo 953.

71. Cyril Ng, Lung Kit. Para onde nos levará a nanotecnologia no século 21st ? Young Scientist Jounal.2008;1(6):119-29

72. Saravana Kumar R e Vijayalakshmi R. Nanotechnology in Dentistry . Ind J Dent Res. 2006;17(2)62-65.

73. Ziyad S. Haidar. NanoSistemas Coloidais Bio-Inspirados/Funcionais à Base de Polímeros de Casca Central: Promessa tecnológica em engenharia de tecidos, bioimagem e nanomedicina Polímeros 2010, 2, 323-352

74. Lakshmi sree, Balasubramanian, Deepa. Nanotecnologia em Odontologia - Uma Revisão Revista Internacional de Ciência e Pesquisa Odontológica, 2013, Vol. 1, No. 2, 40-44

75. Patil et al impactos futuros da nanotecnologia na medicina e na medicina dentária. J Indian Soc Periodontol. 2008 may-aug; 12(2): 34-40.

76. Ling Xuen Kong, Zheng Peng, Si-Dong Li e P.Mark Bartold. A nanotecnologia e o seu papel na gestão das doenças periodontais. Periodontology 2000.2006;40:184-196.

77. Zheng, Z. Q.; et al. (2015). "Sensor de gás etanol com controle de luz, flexível e transparente baseado em nanopartículas de ZnO para dispositivos vestíveis". *Relatórios Científicos*. **5**:11070

78. Sutherland TC, Long YT, Stefureac RI, Bediako-Amoa I, Kraatz HB, Lee JS (julho de 2004). "Estrutura de peptídeos investigada por análise de nanoporos". *Nano Letters*. **4** (7): 1273-1277.

79. Schiopu I, Iftemi S, Luchian T (2015-01-13). "Investigação nanopore das interações estereosseletivas entre Cu (2+) e aminoácidos D, L-histidina projetados em um análogo de fragmento amiloide". *Langmuir*. **31** (1): 387-96.

80. Wang Y, Gu LQ, Tian K (agosto de 2018). "O nanoporo da aerolisina: das aplicações peptidômicas às genômicas". *Nanoscale*. **10** (29): 13857-13866.

81. Yaser dahmen et al (2017) Nanotecnologia e Materiais Funcionais para Engenheiros Micro e Nano Tecnologias 2017, Páginas 175-190

82. Panchali B, Anam M, Jahirul m, Meryam SR, Ragini M. Nanopartículas e suas aplicações em Ortodontia. Adv Dent & Oral 0010 Health. 2016; 2(2): 555584

83. Shalumon KT, Anulekha KH, Nair SV, Nair SV, Chennazhi KP, et al. (2011) Nanofibras compósitas de alginato de sódio/poli (álcool vinílico)/nano ZnO para pensos antibacterianos para feridas. Int J Biol Macromol 49(3): 247-254.

84. Allaker RP (2010) A utilização de nanopartículas para controlar a formação de biofilme oral. J Dent Res 89(11): 1175-1186.

85. Lee CJ, Lee MS, Nam KY (2008) Efeito inibitório do acrílico de prótese PMMA impregnado com nitrato de prata e nanopartículas de prata para Candida Albicans. Jornal da Sociedade Coreana de Química 52(4): 380-386.

86. Kassaee MZ, Akhavan A, Sheikh N, Sodagar A (2008) Efeitos antibacterianos de uma nova resina acrílica dentária contendo nanopartículas de prata. Journal of applied polymer science 110(3): 1699-1703.

87. Ceylan A, Jastrzembski K, Shah SI (2006) Enhanced solubility Ag-Cu nanoparticles and their thermal transport properties. Transacções Metalúrgicas e de Materiais A 37(7): 2033-2038.

88. Hasan S (2015) A Review on Nanoparticles: A sua síntese e tipos. Revista de Investigação de Ciências Recentes 4(ISC- 2014): 9-11.

89. Mohl M, Dobo D, Kukovecz A, Konya Z, Kordas K, et al. (2011) Formação de nanotubos bimetálicos de CuPd e CuPt por reação de substituição galvânica. J Phys Chem C 115(19): 9403-9409.

90. Fan TX, Chow SK, Zhang D (2009) Biomorphic mineralization: from biology to materials. Progresso em Ciência dos Materiais 54(5): 542-659.

91. Maria Justina Roxana Virlan Nanomateriais orgânicos e suas aplicações no tratamento de doenças orais Molecules 2016, 21, 207

92. Poth, N.; Seiffart, V.; Gross, G.; Menzel, H.; Dempwolf, W. Revestimentos de nanopartículas de quitosana biodegradáveis em titânio para a entrega de BMP-2. Biomolecules 2015, 5, 3-19.

93. Eap, S.; Keller, L.; Schiavi, J.; Huck, O.; Jacomine, L.; Fioretti, F.; Gauthier, C.; Sebastian, V.; Schwinté, P.; Benkirane-Jessel, N. Um implante nanofibroso espesso vivo bifuncionalizado com fator de crescimento ativo e células estaminais para regeneração óssea. Int. J. Nanomed. 2015, 10, 1061-1075

94. Eap, S.; Ferrand, A.; Schiavi, J.; Keller, L.; Kokten, T.; Fioretti, F.; Mainard, D.; Ladam, G.; Benkirane-Jessel, N. Implantes de colagénio equipados com nanorreservatórios de factores de crescimento do tipo "escama de peixe" para regeneração óssea. Nanomedicina 2014, 9,1253-1261.

95. Ferrand, A.; Eap, S.; Richert, L.; Lemoine, S.; Kalaskar, D.; Demoustier-Champanhe, S.; Atmani, H.; Mély, Y.; Fioretti, F.; Schlatter, G. Propriedades osteogénicas de estruturas de PCL nanofibrosas electrospun equipadas com nanorreservatórios de factores de crescimento à base de quitosana. Macromol. Biosci. 2014, 14, 45-55

96. Shrestha, S.; Diogenes, A.; Kishen, A. O sistema de nanopartículas de quitosano com libertação de dexametasona controlada temporalmente melhora a diferenciação odontogénica das células estaminais da papila apical. J. Endod. 2015, 41, 1253-1258

97. Chronopoulou, L.; Nocca, G.; Castagnola, M.; Paludetti, G.; Ortaggi, G.; Sciubba,

F. Bevilacqua, M.; Lupi, A.; Gambarini, G.; Palocci, C. Nanopartículas à base de quitosana funcionalizadas com derivados peptidomiméticos para administração oral de fármacos. New Biotechnol. 2016, 33, 23-31.

98. Datta, P.; Ghosh, P.; Ghosh, K.; Maity, P.; Samanta, S.K.; Ghosh, S.K.; Mohapatra, P.K.D.; Chatterjee, J.; Dhara, S. Análise in vitro da expressão dos

genes ALP e osteocalcina e biocompatibilidade in vivo de nanofibras de quitosano N-metileno fosfónico para regeneração óssea. J. Biomed. Nanotechnol. 2013, 9, 870879

99. Kashi, T.S.J.; Eskandarion, S.; Esfandyari-Manesh, M.; Marashi, S.M.A.; Samadi, N.; Fatemi, S.M.; Atyabi, F.; Eshraghi, S.; Dinarvand, R. Carga de fármaco melhorada e atividade antibacteriana de nanopartículas de PLGA carregadas com minociclina preparadas pelo método de emparelhamento iónico sólido/óleo/água. Int. J. Nanomed. 2012, 7, 221234.

100. Elkassas, D., & Arafa, A. (2017). *As aplicações inovadoras de nanoestruturas terapêuticas em odontologia. Nanomedicina: Nanotecnologia, Biologia e Medicina, 13(4), 1543-1562.*

101. J. Ajita et al. / Materials Science and Engineering C 53 (2015) 142-149

102. Lu Z, Rong K, Li J, Yang H, Chen R. Actividades antibacterianas dependentes do tamanho das nanopartículas de prata contra bactérias patogénicas anaeróbias orais. J Mater Sci Mater Med 2013;24:1465-71.

103. Ten Cate JM. Perspetiva contemporânea sobre a utilização de produtos com flúor na prevenção da cárie. Br Dent J 2013;214:161-7.

104. Zhang X, Li Y, Sun X, Kisheen A, Deng X, Yang X, et al. Remineralização biomimética de esmalte desmineralizado com nano-complexos de quitosano fosforilado e fosfato de cálcio amorfo. J Mater Sci Mater Med 2014;25:2619-28

105. Zhang N, Weir MD, Chen C, Melo MA, Bai Y, Xu HH. Cimento ortodôntico com propriedades repelentes de proteínas e antibacterianas e libertação de iões de cálcio e fosfato. J Dent 2016;50:51-9.

106.Huang S, Gao S, Cheng L, Yu H. Potencial de remineralização da nanohidroxiapatite em lesões iniciais de esmalte: um estudo in vitro. Caries Res 2011;45:460-8

107.Huang Z, Newcomb CJ, Bringas P, Stupp S, Snead ML. Síntese biológica de esmalte dentário instruída por uma matriz artificial. Biomaterials 2010;31:9202-11.

108.Tjaderhane L, Nascimento F, Breschi L, Mazzoni A, Tersariol I, Geraldeli S, et al. Otimização da durabilidade da ligação à dentina: controlo da degradação do colagénio por metaloproteinases da matriz e cisteína catepsinas. Dent Mater 2013;29:116-35.

109.Tjaderhane L, Nascimento FD, Breschi L, Mazzoni A, Tersariol I, Geraldeli S, et al. Estratégias para prevenir a degradação hidrolítica da camada híbrida - uma revisão. Dent Mater 2013;29:999-1011.

110.Henn S, Carvalho RV, Ogliari FA, de Souza AP, Line SR, da Silva AF, et al. Adição de metacrilato de zinco em polímeros dentários: Inibição da MMP-2 e avaliação da resistência à tração final. Clin Oral Investig 2012;16:531-6.

111.Toledano M, Sauro S, Cabello I, Watson T, Osorio R. Um adesivo etchand-rinse dopado com Zn pode melhorar as propriedades mecânicas e a integridade na interface dentina-colada. Dent Mater 2013;29:142-52.

112.Hoppe A, Guldal NS, Boccaccini AR. Uma revisão da resposta biológica a produtos de dissolução iónica de vidros bioactivos e vitrocerâmicas. Biomaterials 2011;32:2757-74.

113.D.N. Heo et al. Implantes dentários de titânio imobilizados à superfície com nanopartículas de ouro como agentes osteoindutores para uma rápida osseointegração. Jornal de Ciência Coloidal e de Interface 469 (2016) 129-137

114. C. Yi, D. Liu, C.-C. Fong, J. Zhang, M. Yang, As nanopartículas de ouro promovem a diferenciação osteogénica das células estaminais mesenquimais através da via p38 MAPK, ACS Nano 4 (2010) 6439-6448.

115. D. Liu, J. Zhang, C. Yi, M. Yang, Os efeitos das nanopartículas de ouro na proliferação, diferenciação e função de mineralização das células MC3T3-E1 in vitro, Chin. Sci. Bull. 55 (2010) 1013-1019

116. D. Zhang, D. Liu, J. Zhang, C. Fong, M. Yang, Gold nanoparticles stimulate differentiation and mineralization of primary osteoblasts through the ERK/ MAPK signaling pathway, Mater. Sci. Eng. C 42 (2014) 70-77.

117. D.N. Heo, W.-K. Ko, M.S. Bae, J.B. Lee, D.-W. Lee, W. Byun, C.H. Lee, E.-C. Kim, B.-Y. Jung, I.K. Kwon, Enhanced bone regeneration with a gold nanoparticle- hydrogel complex, J. Mater. Chem. B 2 (2014) 1584-1593.

118. M Hashimoto, J I Sasaki, S Yamaguchi, K Kawai, H Kawakami, Y Iwasaki, S Imazato As nanopartículas de ouro inibem as metaloproteases da matriz sem citotoxicidade. J Dent Res 2015 Aug;94(8):1085-91

119. S.T. Khan et al. Metais e óxidos metálicos: Nanomateriais importantes com atividade antimicrobiana. Colloids and Surfaces B: Biointerfaces 146 (2016) 7083

120. Sutradhar, P., Saha, M., Maiti, D., 2014. Síntese por micro-ondas de nanopartículas de óxido de cobre usando extratos de folhas de chá e pó de café e sua atividade antibacteriana. J. Nanostruct. Chem. 4, 86

121.Ren, G., Hu, D., Cheng, E.W., Vargas-Reus, M.A., Reip, P., Allaker, R.P., 2009. Caracterização de nanopartículas de óxido de cobre para aplicações antimicrobianas. Int. J. Antimicrob. Agents 33 (6), 587-590.

122.Ahamed, M., Alhadlaq, H.M., Khan, M.A.M., Karuppiah, P., Al-Dhabi, N.A., 2014. Síntese, caraterização e atividade antimicrobiana de nanopartículas de óxido de cobre. J. Nanomater, 1-4.

123.Keller, A.A., McFerran, S., Lazareva, A., Suh, S., 2013. Libertações globais do ciclo de vida de nanomateriais artificiais. J. Nanopart. Res. 15, 1692.

124.Piccinno, F., Gottschalk, F., Seeger, S., Nowack, B., 2012. Quantidades de produção industrial e utilizações de 10 nanomateriais artificiais para a Europa e o mundo. J. Nanopart. Res. 14, 1109-1120.

125.Vargas-Reus, M.A., Memarzadeh, K., Huang, J., Ren, G.G., Allaker, R.P., 2012. Atividade antimicrobiana de óxidos metálicos nanoparticulados contra agentes patogénicos da peri-implantite. Int. J. Antimicrob. Agents 40, 135-139.

126.Das, S., Sinha, S., Suar, M., et al., 2015. Desinfeção solar-fotocatalítica de Vibrio cholerae usando nanocompósitos de estrutura de casca de núcleo Ag@ZnO. J. Photochem. Photobiol. B 142, 68-76.

127.Thunyasirinon, C., Sribenjalux, P., Supothina, S., Chuaybamroong, P., 2015. Melhoria do filtro de ar com fotocatálise TiO2 para remoção de M. tuberculosis. Aerosol Air Qual. Res. 15, 600-610.

128.Ching-Yuang Huang Nanopartículas Mesoporosas de Silicato de Cálcio com Propriedades de Libertação de Medicamentos e Odontogénese JOE - Volume 43, Número 1, janeiro de 2017.

129.Chang NJ, Chen YW, Shieh DE, et al. Os efeitos de compósitos injetáveis à base de silicato de cálcio com a erva chinesa num acelerador osteogénico in vitro. Biomed Mater 2015;10:055004.

130.Feridoun Parnia Visão geral do revestimento de implantes dentários com nanopartículas para melhorar a osteointegração e os objectivos antimicrobianos J Pharm Pharm Sci (www.cspsCanada.org) 20, 148 - 160, 2017

131.Safarabadi M, Khansari N, Rezaei A. Uma investigação experimental de nanopartículas de HA/AL2O3 nas propriedades mecânicas de materiais de restauração. Engenharia Mecânica dos Sólidos. 2014;2:173- 82

132.Yilang Li et al Construção de nanopartículas híbridas de sílica/óxido de zinco marcadas com N-halamina para aumentar a capacidade antibacteriana dos implantes de Ti. MSC 7494

133. Y Karasenkov et al 2015 IOP Conf. Ser.: Mater. Sci. Eng. 98 012038

134.Afra SM, Modaresi F (2017) A utilização de nanopartículas sinergicamente antiplaca no tratamento da cárie dentária. J Dent Health Oral Disord Ther 6(5): 00214.

135.Solmaz Maleki Dizaj Nanopartículas de carbonato de cálcio; Potencial em doenças dos ossos e dos dentes Ciências Farmacêuticas, março de 2015, 20, 175-182

136.Du et al 2015 Montagem supramolecular de nanoesferas de amelogenina em microfitas birrefringentes 4 MARÇO 2005 VOL 307 SCIENCE

137.Manila Chieruzzi et al Nanomateriais para engenharia de tecidos em odontologia. Nanomateriais 2016, 6, 134

138.Frietus R. Nanotecnologia, nanomedicina e nanocirurgia. Int J Surg 2005;3:243-6

139.Nasr HF, Reidy ME, Yukna RA (2000) Osso e substitutos ósseos. Perio 1999(19):74-86

140.Ashman A (1992) A utilização de materiais ósseos sintéticos em medicina dentária. Compêndio 13(11):1020,1022, 1024-1026

141.Kong LX, Peng Z, Li SD, Bartold PM (2000) Nanotecnologia e o seu papel na gestão das doenças periodontais. Perio 2006(40):184-196

142.Fathi MH, Mortazav V, Esfahani SIR (2008) Avaliação da bioatividade da hidroxiapatite nanocristalina sintética. Dent Res J 5(2):81-87

143.Webster TJ, Ergun C, Doremus RH, Siegel RW, Bizios R(1999) Nanocrystalline hydroxyapatite enhances osteoblast function. In: Engineering in medicine and biology, actas da primeira conferência conjunta BMES/EMBS Atlanta, EUA, vol 2, pp 744-750

144.Bartold PM, McCulloch CAG, Narayanan AS, Pitaru S (2000) Engenharia de tecidos: um novo paradigma para a regeneração periodontal baseado na biologia molecular e celular. Periodontology 2000(24):253-269

145.Bayne SC (2005) Dental biomaterials: where are we and where are we going? J Dent Educ 69:571-585

146.Pattison MA, Wurster S, Webster TJ, Haberstroh KM (2005) Biomaterials 26:2491-2500

147. Anderson DG, Levenberg S, LangerR(2004) Nat Biotechnol 22:863-866

148.5. Filoche, L. Wong, C.H. Sissons, Oral biofils: emerging concepts in microbial ecology, J. Dent. Res. 89 (2010) 8-18.

149.5. A. Saunders, Atualidade prática da nanotecnologia em medicina dentária. Parte 1: Focus on nanocomposite restoratives and biomimetics, Clinic. Cosm. Invest. Dent. 1 (2009) 47-61

150.V. Uskokovic, M.K. Kim, W. Li, S. Habelitz, Processamento enzimático de amelogenina durante a cristalização contínua de apatite, J. Mater. Res. 23 (2008) 3184-3195.

151.S. Hu, A.J. Loo, D.T. Wong, Human saliva proteome analysis and disease biomarker discovery, Expert. Rev. Proteomics 4 (2007) 531-538

152.L.R. Bigler, C.F. Streckfus, W.P. Dubinsky, Salivary biomarkers for the detection of malignant tumors that are remote from the oral cavity, Clin. Lab. Med. 29 (2009) 71-85.

153.Y.H. Lee, D.T. Wong, Saliva: an emerging biofluid for early detection ofdiseases, Am. J. Dent. 22 (2009) 241-248.

154.A.J. Ligtenberg, J.J. de Soet, E.C. Veerman, A. V. Amerongen, Oral diseases: from detection to diagnostics, Ann. NY Acad. Sci. 1098 (2007) 200-203.

155.V. Uskokovic, Theoretical and practical aspects of colloid science and selfassembly phenomena revisited, Rev. Chem. Eng. 23 (2007) 301-372.

156.M.V. Tirrell, A. Katz, Self-assembly in materials synthesis, MRS Bull. 30

(2005) 700-742.

157.Bhavna Jha Kukreja, Vidya Dodwad, Tulika Singh. Medicina dentária robótica - o futuro está no horizonte jpbms 2012, vol. 16, edição 16:1-4

158.Piktel E, Niemirowicz K, Wa, tek M, Wollny T, Deptula P, Bucki R (2016) Recent insights in nanotechnology-based drugs and formulations designed for effective anti-cancer therapy. J Nanobiotechnology 14(1):39

159.Niemirowicz K, Markiewicz KH, Wilczewska AZ, Car H (2012) Magnetic nanoparticles as new diagnostic tools in medicine. Adv Med Sci 57(2):196-207

160.Corbet E, Tam J, Zee K, Wong M, Lo E, Mombelli A et al (1997) Therapeutic effects of supervised chlorhexidine mouthrinses on untreated gingivitis. Oral Dis 3(1):9-18

161.Grenier D (1996) Effect of chlorhexidine on the adherence properties of Porphyromonas gingivalis. J Clin Periodontol 23(2):140-142

162.Tokajuk G, Niemirowicz K, Deptula P, Piktel E, Cie'sluk M, Wilczewska AZ et al (2017) Utilização de nanopartículas magnéticas como sistema de administração de medicamentos para melhorar a atividade antimicrobiana da clorexidina. Int J Nanomedicine 12:7833-7846

163.D.T. Scadden, The stem-cell niche as an entity of action, Nature 441 (7097) (2006)1075-1079.

164.A. Curtis, C. Wilkinson, Nanotechniques and approaches in biotechnology, Trends Biotechnol. 19 (3) (2001) 97-101.

165.Y. Dzenis, Material science. Spinning continuous fibers for nanotechnology, Science 304 (5679) (2004) 1917-1919.

166.Y. Geissler MaX, Patterning: principles and some new developments, Adv. Mater. 16 (2004) 1249-1269.

167.J.J. Norman, T.A. Desai, Methods for fabrication of nanoscale topography for tissue engineering scaffolds, Ann. Biomed. Eng. 34 (1) (2006) 89-101.

168.N.J. Sniadecki, R.A. Desai, S.A. Ruiz, C.S. Chen, Nanotechnology for cellsubstrate interactions, Ann. Biomed. Eng. 34 (1) (2006) 59-74.

169.J. Park, S. Bauer, K. von der Mark, P. Schmuki, Nanosize and vitality: O diâmetro dos nanotubos de TiO2 determina o destino das células, Nano Lett. 7 (6) (2007) 1686-1691.

170.K.N. Chua, C. Chai, P.C. Lee, Y.N. Tang, S. Ramakrishna, K.W. Leong, et al., Surface-aminated electrospun nanofibers enhance adhesion and expansion of human umbilical cord blood hematopoietic stem/progenitor cells, Biomaterials 27 (36) (2006) 6043-6051.

171.M.J. Dalby, N. Gadegaard, R. Tare, A. Andar, M.O. Riehle, P. Herzyk, et al., The control of human mesenchymal cell differentiation using nanoscale symmetry and disorder, Nat. Mater. 6 (12) (2007) 997-1003.

172.C.J. Bettinger, Z. Zhang, S. Gerecht, J.T. Borenstein, R. Langer, Enhancement of in-vitro capillary tube formation by substrate nanotopography, Adv. Mater. Deerfield 20 (1) (2008) 99-103.

173.C.J. Bettinger, B. Orrick, A. Misra, R. Langer, J.T. Borenstein, Microfabrication of poly (glycerol-sebacate) for contact guidance applications, Biomaterials 27 (12)(2006)2558-2565.

174.J.D. Foley, E.W. Grunwald, P.F. Nealey, C.J. Murphy, Modulação cooperativa da neuritogénese das células PC 12 através da topografia e do fator de crescimento dos nervos, Biomaterials 26 (17) (2005) 3639-3644.

175.5. Gerecht, C.J. Bettinger, Z. Zhang, J.T. Borenstein, G. Vunjak-Novakovic, R. Langer, The effect of actin disrupting agents on contact guidance of human embryonic stem cells, Biomaterials 28 (28) (2007) 4068-4077.

176.5. Jungbauer, R. Kemkemer, H. Gruler, D. Kaufmann, J.P. Spatz, normalização da forma das células, orientação dos dendritos e produção de melanina de melanócitos normais e geneticamente alterados (NF1 haploinsuficiente) por interações de substrato microestruturado, Chemphyschem 5 (1) (2004) 85-92.

177.A.I. Teixeira, G.A. Abrams, P.J. Bertics, C.J. Murphy, P.F. Nealey, Epithelial contact guidance on well-defined micro- and nanostructured substrates, J. Cell Sci. 116 (Pt 10) (2003) 1881-1892.

178.X.F. Walboomers, H.J. Croes, L.A. Ginsel, J.A. Jansen, Contact guidance of rat fibroblasts on various implant materials, J. Biomed. Mater. Res. 47 (2) (1999) 204-212.

179.E.K. Yim, R.M. Reano, S.W. Pang, A.F. Yee, C.S. Chen, K.W. Leong, Nanopattern-induced changes in morphology and motility of smooth muscle cells, Biomaterials 26 (26) (2005) 5405-5413.

180.K.A. Diehl, J.D. Foley, P.F. Nealey, C.J. Murphy, Nanoscale topography modulates corneal epithelial cell migration, J. Biomed. Mater. Res. 75 (3)

(2005) 603-611.

181.E.K. Yim, S.W. Pang, K.W. Leong, Synthetic nanostructures inducing differentiation of human mesenchymal stem cells into neuronal lineage, Exp. Cell Res. 313 (9) (2007) 1820-1829.

182.C.C. Berry, G. Campbell, A. Spadiccino, M. Robertson, A.S. Curtis, The influence of microscale topography on fibroblast attachment and motility, Biomaterials 25 (26) (2004) 5781-5788.

183.C.S. Chen, M. Mrksich, S. Huang, G.M. Whitesides, D.E. Ingber, Geometric control of cell life and death, Science 276 (5317) (1997) 1425-1428.

184.P. Clark, P. Connolly, A.S. Curtis, J.A. Dow, C.D. Wilkinson, Topographical control of cell behaviour. I. Simple step cues, Development 99 (3) (1987) 439448.

185.P. Clark, P. Connolly, A.S. Curtis, J.A. Dow, C.D. Wilkinson, Topographical control of cell behaviour: II. Multiple grooved substrata, Development 108 (4) (1990)635-644.

186.M.J. Dalby, M.O. Riehle, D.S. Sutherland, H. Agheli, A.S. Curtis, Utilização de nanotopografia para estudar a mecanotransdução em fibroblastos - métodos e perspectivas, Eur. J. Cell Biol. 83 (4) (2004) 159-169.

187.M.J. Dalby, M.O. Riehle, S.J. Yarwood, C.D. Wilkinson, A.S. Curtis, Nucleus alignment and cell signaling in fibroblasts: response to a micro-grooved topography, Exp. Cell Res. 284 (2) (2003) 274-282.

188.B. Wojciak-Stothard, Z. Madeja, W. Korohoda, A. Curtis, C. Wilkinson, Activation of macrophage-like cells by multiple grooved substrata. Controlo topográfico do comportamento celular, Cell Biol. Int. 19 (6) (1995) 485-490.

189.E.K. Yim, E.M. Darling, K. Kulangara, F. Guilak, K.W. Leong, Nanotopography- induced changes in focal adhesions, Cytoskeletal organization, and mechanical properties of human mesenchymal stem cells, Biomaterials 31 (6)(2010) 12991306.

190.C.C. Berry, M.J. Dalby, R.O. Oreffo, D. McCloy, S. Affrossman, The interaction of human bone marrow cells with nanotopographical features in threedimensional constructs, J. Biomed. Mater. Res. A 79 (2) (2006) 431-439.

191.T. Gustafson, L. Wolpert, Studies on the cellular basis of morphogenesis in the sea urchin embryo. Movimentos dirigidos de células primárias do mesênquima em larvas normais e vegetalizadas, Exp. Cell Res. 24 (1961) 64-79.

192.M.J. Dalby, M.O. Riehle, H. Johnstone, S. Affrossman, A.S. Curtis, Reação in vitro de células endoteliais à nanotopografia de polímeros desmisturados, Biomaterials 23 (14)(2002)2945-2954.

193.M.J. Dalby, M.O. Riehle, H.J. Johnstone, S. Affrossman, A.S. Curtis, Polymerdemixed nanotopography: control of fibroblast spreading and proliferation, Tissue Eng. 8 (6) (2002) 1099-1108.

194.B. Wojciak-Stothard, A. Curtis, W. Monaghan, K. MacDonald, C. Wilkinson, Guidance and activation of murine macrophages by nanometric scale topography, Exp. Cell Res. 223 (2) (1996) 426-435.

195. A.S. Andersson, F. Backhed, A. von Euler, A. Richter-Dahlfors, D. Sutherland, B. Kasemo, Nanoscale features influence epithelial cell morphology and cytokine production, Biomaterials 24 (20) (2003) 3427-3436.

196. X.-L. Deng, G. Sui, M.-L. Zhao, G.-Q. Chen, X.-P. Yang, Poly(l-lactic acid)/hydroxyapatite hybrid nanofirous scaffolds prepared by electrospinning, J. Biomater. Sci. Polym. Ed. 18 (2007) 117.

197. G. Sui, X. Yang, F. Mei, X. Hu, G. Chen, X. Deng, et al., Poly-I-Iactic acid/hydroxyapatite hybrid membrane for bone tissue regeneration, J. Biomed. Mater. Res. A 82 (2007) 445.

198. H.J. Gong, X.P. Yang, X.L. Deng, X.Y. Hu, Estudo sobre nanofibras híbridas PLA/MWNT/HA preparadas através da tecnologia de electrospinning, Ata Polym. Sin. 2 (2005) 297.

199. Ross M.H., Kaye G.I., Pawlina W., Histology, quarta ed., Wolters Kluwer Co., Baltimore, MD (Capítulo 8), pp. 180-213 (2003).

200. L.C. Chow, Calcium phosphate cements: chemistry, properties, and applications, Mater. Res. Symp. Proc. 599 (2000) 27-37.

201. H.H.K. Xu, J.B. Quinn, Cimento de fosfato de cálcio contendo fibras reabsorvíveis para reforço a curto prazo e macroporosidade, Biomaterials 23 (2002) 193
2 02.

202. H.H.K. Xu, S. Takagi, J.B. Quinn, L.C. Chow, andaimes de fosfato de cálcio de fixação rápida e anti-lavagem com elevada resistência e taxas de formação de macroporos controladas, J. Biomed. Mater. Res. 68A (2004)

725-734.

203. E.F. Burguera, H.H.K. Xu, S. Takagi, L.C. Chow, High early-strength calcium phosphate bone cement: effects of dicalcium phosphate dehydrate and absorbable fibers, J. Biomed. Mater. Res. 75A (2005) 966-975.

204. K.A. Hing, S.M. Best, W. Bonfield, Characterization of porous hydroxyapatite, J. Mater. Sci. Mater. Med. 10 (1999) 135-145.

205. R.M. Pilliar, M.J. Filiaggi, J.D. Wells, M.D. Grynpas, R.A. Kandel, Porous calcium polyphosphate scaffolds for bone substitute applications-in-vitro characterization, Biomaterials 22 (2001) 963-972.

206. T.M.G. Chu, D.G. Orton, S.J. Hollister, S.E. Feinberg, J.W. Halloran, Mechanical and in-vivo performance of hydroxyapatite implants with controlledarchitectures, Biomaterials 23 (2002) 1283-1293.

2 07.S. Radin, G. Reilly, G. Bhargave, P.S. Leboy, P. Ducheyne, Osteogenic effects of bioactive glass on bone marrow stromal cells, J. Biomed. Mater. Res. 73A (2005) 21-29.

208. J. Russias, E. Saiz, S. Deville, K. Gryn, G. Liu, R.K. Nalla, et al., Fabrication and in-vitro characterization of three-dimensional organic/inorganic scaffolds by robocasting, J. Biomed. Mater. Res. 83A (2007) 434-445.

209. P. Miranda, A. Pajares, E. Saiz, A.P. Tomsia, F. Guiberteau, Mechanical properties of calcium phosphate scaffolds fabricated by robocasting, J. Biomed. Mater. Res. 85A (2008) 218-227.

210. H.H.K. Xu, C.G. Simon, Fast setting calcium phosphate-chitosan scaffold:

mechanical properties and biocompatibility, Biomaterials 26 (2005) 1337-1348.

211. H.H.K. Xu, L.E. Carey, C.G. Simon, Macroporous scaffold of premixed calcium phosphate bone cement: mechanical properties and cell response, J. Mater. Sci. Mater. Med. 18 (2007) 1345-1353.

2 12.Organização Internacional de Normalização. ISO 10993-5, Avaliação biológica de dispositivos médicos. Parte 5. Testes de citotoxicidade in-vitro, Organização Internacional de Normalização, Genebra, Suíça, 1999.

213. Y. Miyamoto, K. Ishikawa, M. Takechi, T. Toh, T. Yuasa, M. Nagayama, et al., Basic properties of calcium phosphate cement containing atelocollagen in its liquid or powder phases, Biomaterials 19 (1998) 707-715.

214. U. Hempel, A. Reinstorf, M. Poppe, U. Fischer, M. Gelinsky, W. Pompe, et al., Proliferation and differentiation of osteoblasts on biocement D modified with collagen type I and citric acid, J. Biomed. Mater. Res. 71B (2004) 130-143.

215. J.L. Moreau, M.D. Weir, H.H.K. Xu, Cimento ósseo de colagénio-fosfato de cálcio auto-soldante: propriedades mecânicas e celulares, J. Biomed. Mater. Res. A 91 (2009)605-613.

216. R.A.A. Muzzarelli, G. Biagini, M. Bellardini, L. Simonelli, C. Castaldini, G. Fraatto, Osteocondução exercida pela metilpirrolidinona quitosana em cirurgia dentária, Biomaterials 14 (1993) 39-43.

217. H.H.K. Xu, J.B. Quinn, S. Takagi, L.C. Chow, Processamento e propriedades de cimento de fosfato de cálcio forte e não rígido, J. Dent. Res.

81 (2002) 219-224.

218. R. Zhao, E.F. Burguera, H.H.K. Xu, N. Amin, H. Ryou, D.D. Arola, Fiber-reinforced calcium phosphate scaffold: fatigue and human umbilical cord stem cell seeding, Biomaterials 93(1) (2010) 93-105.

219. D. Arola, R. Reprogel, Tubule orientation and the fatigue strength of human dentin (Orientação dos túbulos e resistência à fadiga da dentina humana), Biomaterials 27 (2006) 2131-2140.

220. D. Arola, R. Reprogel, Efeitos do envelhecimento no comportamento mecânico da dentina humana, Biomaterials 26 (2005) 4051-4061

221. R. Langer, J.P. Vacanti, Tissue engineering, Science 260 (1993) 920-926.

222. R.C. Thomson, M.C. Wake, M.J. Yaszemski, et al., Biodegradable polymer scaffolds to regenerate organs, Adv. Polym. Sci. (Biopolym. II) 122 (1995) 245273.

223. C.J. Damien, J.R. Parsons, Bone graft and bone graft substitutes: a review of current technology and applications, J. Appl. Biomater. 2 (1991) 187-208.

224. A. Valentin-Opran, J. Wozney, C. Csimma, Clinical evaluation of recombinant human bone morphogenetic protein-2, Clin. Orthop. Rel. Res. 395 (2002) 110120.

225. M. Geiger, R.H. Li, W. Friess, Esponjas de colagénio para regeneração óssea com rhBMP-2, Adv. Drug Deliv. Rev. 55 (2003) 1613-1629.

226. B.D. Boyan, C.H. Lohmann, A. Somers, et al., Potential of porous ploy-d,

l- lactide-co-glycolide particles as a carrier for recombinant human bone morphogenetic protein-2 during osteoinduction in-vivo, J. Biomed. Mater. Res. 46(1999)51-59.

227. M.R. Urist, A. Lietze, E. Dawson, sistemas de entrega de fosfato β-tricálcico para a proteína morfogenética óssea, Clin. Orthop. Rel. Res. 187 (1984) 277-280.

228. N. Sito, H. Okada, H. Horiuchi, A biodegradable polymer as a cytokine delivery system for inducing bone formation, Nat. Biotech. 19 (2001) 332-335.

229. H. Seeherman, J.M. Wozney, Delivery of bone morphogenetics proteins for orthopedic tissue regeneration, Cytokine Growth Fator Rev. 16 (2005) 329-345.

230. Y. Tabata, Y. Ikada, Vascularization effect of basic fibroblast growth fator released from gelatin hydrogels with different biodegradabilities, Biomaterials 20 (1999)2169-2175.

231. M. Yamamoto, Y. Tabata, L. Hong, et al., Bone regeneration by transforming growth fator β1 released from a biodegradable hydrogel, J. Control. Release 64 (2000)133-142.

232. M. Ozeki, T. Ishii, Y. Tabata, Libertação controlada do fator de crescimento de hepatócitos a partir de hidrogéis de gelatina com base na degradação do hidrogel, J. Drug Target. 9 (2001) 461471.

233. D. Zekorn, Modified gelatin as plasma substitutes, Bibl. Haematol 33 (1969) 3060.

234. Y. Tabata, Y. Ikada, Protein release from gelatin matrices (Libertação de proteínas de matrizes de gelatina), Adv. Drug Delivery Rev. 31 (1998) 287-301.

235. Y. Tabata, Tissue regeneration based on growth fator release, Tissue Eng. 9 (2003) S5-S15.

236. M. Yamamoto, Y. Takahashi, Y. Tabata, Controlled release by biodegradable hydrogels enhances the ectopic bone formation of bone morphogenetic protein, Biomaterials 24 (2003) 4375-4383.

237. Y. Takahashi, M. Yamamoto, Y. Tabata, Skull bone regeneration in non-human primates by controlled release of bone morphogenetic protein-2, Tissue Eng. 13 (2007) 293-300.

238. H. Hosseinkhani, M. Hosseinkhani, Y. Tabata, Enhanced angiogenesis through controlled release of basic fibroblast growth fator from peptide amphiphile for tissue regeneration, Biomaterials 27 (2006) 5836-5844.

239. H. Hosseinkhani, M. Hosseinkhani, A. Khademhosseini, et al., Bone regeneration through controlled release of bone morphogenetic protein-2 from 3-D tissue engineered nano-scaffold, J. Control. Release 117 (2007) 380-386.

240. H. Hosseinkhani, M. Hosseinkhani, A. Khademhosseini, et al., DNA nanoparticles encapsulated in 3-D tissue engineered scaffold enhance osteogenic differentiation of mesenchymal stem cells, J. Biomed. Mater. Res. A 85 (2008) 47-60.

241. H. Hosseinkhani, M. Yamamoto, Y. Inatsugu, et al., Enhanced ectopic bone formation using a combination of plasmid DNA impregnation into 3-D

scaffold and bioreactor perfusion culture, Biomaterials 27 (2006) 1387-1398.

242. H. Hosseinkhani, T. Azzam, H. Kobayashi, et al., Combination of 3-D tissue engineered scaffold and non-viral gene enhance in-vitro DNA expression of mesenchymal stem cells, Biomaterials 27 (2006) 4269-4278.

243. H. Hosseinkhani, Y. Inatsugu, Y. Hiraoka, et al., A impregnação de ADN plasmídico em suportes tridimensionais e a perfusão do meio melhoram a expressão in vitro do ADN das células estaminais mesenquimais, Tissue Eng. 11 (2005) 1459-1475.

244. H. Hosseinkhani, Y. Inatsugu, S. Inoue, et al., A cultura de perfusão melhora a diferenciação osteogénica de células estaminais mesenquimais de rato em esponja de colagénio reforçada com fibra de poli (ácido glicólico), Tissue Eng. 11 (2005) 1476-1488.

245. Antoni P Tomisa et al. Abordagens de nanotacnologia para melhorar os implantes dentários. Int J Oral Maxillofac Implants 2011; 26 (suppl): 25-49

246. Pye AD, Lockhart DEA, Dawson MP, Murray CA, Smith AJ. Uma revisão dos implantes dentários e da infeção. Jornal de Infeção Hospitalar. 2009; 72(2):104-110. [PubMed: 19329223]

247. Christenson EM, Anseth KS, van den Beucken LJJP, Chan CK, Ercan B, Jansen JA, Laurencin CT, Li WJ, Murugan R, Nair LS, Ramakrishna S, Tuan RS,

Webster TJ, Mikos AG. Aplicações de nanobiomateriais em ortopedia. Journal of Orthopaedic Research. 2007; 25(1):11-22. [PubMed: 17048259]

248. Coelho PG, Granjeiro JM, Romanos GE, Suzuki M, Silva NRF, Cardaropoli G, Thompson VP, Lemons JE. Métodos básicos de investigação e tendências actuais das superfícies de implantes dentários. Journal of Biomedical Materials Research Part B- Applied Biomaterials. 2009; 88B(2):579-596.

249. Boyan BD, Lohmann CH, Dean DD, Sylvia VL, Cochran DL, Schwartz Z. Mecanismos envolvidos na resposta dos osteoblastos à morfologia da superfície do implante. Revisão Anual da Investigação de Materiais. 2001; 31:357-371.

250. Kasemo B. Ciência biológica das superfícies. Surface Science. 2002; 500:656-677. 15. Hench LL. Bioceramics. Journal of the American Ceramic Society. 1998; 81(7):1705-1728. [Revisão].

251. Hench, LL.; Andersson, O. Vidros Bioactivos. In: Hench, LL.; Wilson, J., editores. An Introduction to Bioceramics. World Scientific; Singapura: 1993. p. 41-62.

252. Hench LL, Xynos ID, Polak JM. Vidros bioactivos para a regeneração de tecidos in situ. Journal of Biomaterials Science (Polymer). 2004; 15(4):543-562

253. Wheeler DL, Montfort MJ, McLoughlin SW. Resposta de cicatrização diferencial do osso adjacente a implantes porosos revestidos com hidroxiapatite e vidro bioativo 45S5. Journal of Biomedical Materials Research. 2001; 55(4):603-612.

254. Buser D, Schenk RK, Steinemann S, Fiorellini JP, Fox CH, Stich H. Influência das caraterísticas da superfície na integração óssea de implantes de titânio. Um estudo histomorfométrico em porcos em miniatura. Journal

of Biomedical Materials Research. 1991; 25(7):889-902. [ver comentários]. [PubMed: 1918105]

255. Caulier H, van der Waerden JP, Wolke JG, Kalk W, Naert I, Jansen JA. Uma avaliação histológica e histomorfométrica da aplicação de implantes revestidos a fosfato de cálcio (CaP) concebidos com parafusos no osso esponjoso maxilar da cabra. Journal of Biomedical Materials Research. 1997; 35(1):19-30.

256. Camazzola D, Hammond T, Gandhi R, Davey JR. A Randomized Trial of Hydroxyapatite-Coated Femoral Stems in Total Hip Arthroplasty A 13-Year Follow-Up. Journal of Arthroplasty. 2009; 24(1):33-37. [PubMed: 18534441]

257. Gandhi R, Davey JR, Mahomed NN. Hydroxyapatite Coated Femoral Stems in Primary Total Hip Arthroplasty A Meta-Analysis. Journal of Arthroplasty. 2009; 24(1):38-42. [PubMed: 18534435]

2 58. Stilling M, Rahbek O, Soballe K. Inferior Survival of Hydroxyapatite versus Titanium-coated Cups at 15 Years. Clinical Orthopaedics and Related Research. 2009; 467(11):2872-2879. [PubMed: 19330391]

259. Hosseini, M.; Sodek, J.; Franke, R-P.; Davies, J. The Structure and Composition of the BoneImplant Interface (A estrutura e a composição da interface osso-implante). In: Davies, JE., editor. Bone Engineering. Em Squared Incorporated; Toronto, Canadá: 2000. p. 295-304.

260. Porter AE, Botelho CM, Lopes MA, Santos JD, Best SM, Bonfield W. Comparação ultra-estrutural da dissolução e precipitação de apatite em hidroxiapatite e hidroxiapatite substituída por silício in vitro e in vivo. Journal of Biomedical Materials Research Part A. 2004; 69A(4):670-679.

[PubMed: 15162409]

261. Porter AE, Hobbs LW, Rosen VB, Spector M. A ultra-estrutura da interface entre a hidroxiapatite e o osso pulverizada por plasma e que predispõe à ligação óssea. Biomaterials. 2002; 23(3):725-733. [PubMed: 11771693]

262. Bagambisa F, Joos U, Schilli W. Mecanismos e estrutura da ligação entre o osso e a cerâmica de hidroxiapatite. Jornal of Biomedical Materials Research. 1993; 27:1047-1055.

263. Klein, CPAT.; Wolke, JGC.; de Groot, K. Estabilidade de cerâmicas de fosfato de cálcio e revestimento por pulverização de plasma. In: Hench, LL.; Wilson, J., editores. An Introduction to Bioceramics. World Scientific; Singapura: 1998. p. 199-221.

264. Hench LL. Biomateriais: uma previsão para o futuro. Biomaterials. 1998; 19(16):1419-1423. [PubMed: 9794512]

265. Bagambisa F, Joos U, Schilli W. Mecanismos e estrutura da ligação entre o osso e a cerâmica de hidroxiapatite. Jornal of Biomedical Materials Research. 1993; 27:1047-1055.

266. Klein, CPAT.; Wolke, JGC.; de Groot, K. Estabilidade de cerâmicas de fosfato de cálcio e revestimento por pulverização de plasma. In: Hench, LL.; Wilson, J., editores. An Introduction to Bioceramics. World Scientific; Singapura: 1998. p. 199-221.

267. Shin H, Jo S, Mikos AG. Biomimetic materials for tissue engineering. Biomaterials. 2003; 24(24):4353-4364. [PubMed: 12922148]

2 68. Shin HY, Bizios R, Gerritsen ME. Cyclic pressure modulates endothelial

barrier function. Endothelium: Journal of EndothelialCell Research. 2003; 10(3):179- 187.

269. Davis DH, Giannoulis CS, Johnson RW, Desai TA. Imobilização de RGD em superfícies de silício < 111 > para melhorar a adesão e a proliferação celular. Biomaterials. 2002; 23(19):4019-4027. [PubMed: 12162335]

270. Massia SP, Hubbell JA. Covalent Surface Immobilization of Arg-Gly-Asp-Containing and TyrIle-Gly-Ser-Arg-Containing Peptides to Obtain Well-Defined Cell-Adhesive Substrates (Imobilização de Superfície Covalente de Peptídeos que Contêm Arg-Gly-Asp e TyrIle-Gly-Ser-Arg para Obter Substratos Adesivos de Células Bem Definidos). Analytical Biochemistry. 1990; 187(2):292-301. [PubMed: 2382830]

271. Li Y, Wong C, Xiong J, Hodgson P, Wen C. Cytotoxicity of Titanium and Titanium Alloying Elements (Citotoxicidade de titânio e elementos de liga de titânio). Jornal de Investigação Dentária. 2010; 89(5):493-497. [PubMed: 20332331]

272. Costa MT, Lenza MA, Gosch CS, Costa I, Ribeiro-Dias F. Avaliação in vitro da corrosão e citotoxicidade de braquetes ortodônticos. Journal of Dental Research. 2007; 86(5):441-445. [PubMed: 17452565]

273. Evans AG. Perspectiveon the Development of High-Toughness Ceramics. J Am Ceram Soc. 1990; 72(2):187-206.

274. Launey ME, Ritchie RO. On the Fracture Toughness of Advanced Materials (Sobre a Resistência à Fratura de Materiais Avançados). Materiais Avançados. 2009; 21(20):2103-2110

275. Deville S, Chevalier J, Fantozzi G, Bartolome JF, Requena J, Moya JS,

Torrecillas R, Diaz LA. Envelhecimento a baixa temperatura de cerâmicas de alumina endurecida com zircónia e sua implicação em implantes biomédicos. Journal of the European Ceramic Society. 2003; 23(15):2975-2982.

276. Pecharroman C, Bartolome JF, Requena J, Moya JS, Deville S, Chevalier J, Fantozzi G, Torrecillas R. Mecanismo percolativo de envelhecimento em cerâmicas contendo zircónia para aplicações médicas. Materiais Avançados. 2003; 15(6):507-511.

277. Kibbel B, Heuer AH, Ruhle M. Transformation Zones in Zirconia-Toughened Alumina (Zonas de Transformação em Alumina Endurecida com Zircónia). Boletim da Sociedade Americana de Cerâmica. 1982; 61(8):812-812.

278. Deville S, Saiz E, Tomsia AP. Estruturas de alumina porosa modeladas pelo gelo. Ata Materialia. 2007; 55(6):1965-1974.

279. Deville, S.; Saiz, E.; Tomsia, AP. Utilização de gelo para imitar o nácar: das aplicações estruturais ao osso artificial. In: Bauerlein, E.; Behrens, P.; Epple, M., editores. Handbook of Biomineralization. Wiley; Nova Iorque: 2007. p. 173-192.

280. Deville S, Saiz E, Tomsia AP. Liofilização de scaffolds de hidroxiapatite para engenharia de tecido ósseo. Biomaterials. 2006; 27(32):5480-5489. [PubMed: 16857254]

281. Deville S, Saiz E, Nalla RK, Tomsia AP. O congelamento como um caminho para a construção de compósitos complexos. Science. 2006; 311(5760):515-518. [PubMed: 16439659]

282. Kokubo T, Takadama H. Qual a utilidade da SBF na previsão da bioatividade óssea in vivo? Biomaterials. 2006; 27(15):2907-2915. [PubMed: 16448693]

283. Bohner M, Lemaitre J. A bioatividade pode ser testada in vitro com a solução SBF? Biomaterials. 2009; 30(12):2175-2179. [PubMed: 19176246]

284. Pearce AI, Richards RG, Milz S, Schneider E, Pearce SG. Modelos animais para a investigação de biomateriais de implantes no osso: A review. European Cells & Materials. 2007; 13:1-10. [PubMed: 17334975]

285. 5. Iijima, Helical microtubules of graphitic carbon, Nature 354 (6348) (1991) 56.

286. 5. Iijima, T. Ichihashi, Single-shell carbon nanotubes of 1-nm diameter, Nature 363(1993)603.

287. Y.T. Sul, The significance of the surface properties of oxidized titanium to the bone response: special emphasis on potential biochemical bonding of oxidized titanium implant, Biomaterials 24 (22) (2003) 3893.

288. A.S. Karakoti, R. Filmalter, D. Bera, S.V. Kuchibhatla, A. Vincent, S. Seal, Spiral growth of one dimensional titania nanostructures using anodic oxidation,
J. Nanosci. Nanotechnol. 6 (7) (2006) 2084.

289. L. Young, Anodic Oxide Films, Plenum, Nova Iorque, 1961.

290. D. Vermilyea, Anodic films: Advances in Electrochemistry and Electrochemical Engineering, Wiley, Londres, 1963. 248

291. J.W. Schultze, M.M. Lohrengel, D. Ross, Nucleação e crescimento de filmes de óxido anódico, Electrochim. Ata 28 (7) (1983) 973.

292. J.L. Delplancke, R. Winand, Anodização galvanostática de titânio-II. Eficiências de reação e modelo de comportamento eletroquímico, Electrochim. Ata 33 (11) (1988)1551.

293. J.L. Delplancke, R. Winand, Galvanostatic anodization of titanium-I. Estruturas e composições das películas anódicas, Electrochim. Ata 33 (11) (1988)1539.

294. J.M. Macak, H. Tsuchiya, A. Ghicov, K. Yasuda, R. Hahn, S. Bauer, et al., TiO2 nanotubes: self-organized electrochemical formation, properties and applications, Curr. Opin. Solid State Mater. Sci 11 (2007) 3.

295. C. Yao, V. Perla, J.L. McKenzie, E.B. Slamovich, T.J. Webster, Ti anodizado e Ti6Al4V com caraterísticas de superfície nanométricas melhoram a adesão dos osteoblastos, J. Biomed. Nanotechnol. 1 (2005) 68.

296. X. Zhu, J. Chen, L. Scheideler, R. Reichl, J. Geis-Gerstorfer, Efeitos da topografia e da composição dos óxidos de superfície de titânio nas respostas dos osteoblastos, Biomaterials 25 (18) (2004) 4087.

297. B. Yang, M. Uchida, H.M. Kim, X. Zhang, T. Kokubo, Preparação de titânio metálico bioativo através de tratamento de oxidação anódica, Biomaterials 25 (6) (2004) 1003.

298. H.M. Kim, H. Kaneko, M. Kawashita, T. Kokubo, T. Nakamura, Mecanismo de formação de apatite em titânio metálico oxidado anodicamente em fluido corporal simulado, Key Eng. Mater. 254 (2004) 741.

299. J.Y. Rho, L. Kuhn-Spearing, P. Zioupos, Mechanical properties and the hierarchical structure of bone, Med. Eng. Phys. 20 (2) (1998) 92.

300. V. Zwilling, M. Aucouturier, E. Darque-Ceretti, Anodic oxidation of titanium and TA6V alloy in chromic media. Uma abordagem eletroquímica, Electrochim. Ata 45 (6) (1999) 921.

301. R. Beranek, H. Hildebrand, P. Schmuki, Óxido de titânio poroso auto-organizado preparado em electrólitos H2SO4/HF, Electrochem. Solid-State Lett. 6 (3) (2003) B12.

302. J.M. Macak, K. Sirotna, P. Schmuki, Óxido de titânio poroso auto-organizado preparado em electrólitos de Na2SO4/NaF, Electrochim. Ata 50 (18) (2005) 3679.

303. L.V. Taveira, J.M. Macak, H. Tsuchiya, L.F.P. Dick, P. Schmuki, Iniciação e crescimento de nanotubos de TiO2 auto-organizados formados anodicamente em electrólitos NH4F/(NH4)2SO4, J. Electrochem. Soc. 152 (10) (2005) B405.

304. J.M. Macak, H. Tsuchiya, L.V. Taveira, S. Aldabergerova, P. Schmuki, Smooth anodic TiO2 nanotubes, Angew. Chem. Int. Ed. 44 (2005) 7463.

305. H. Tsuchiya, J.M. Macak, L. Taveira, E. Balaur, A. Ghicov, K. Sirotna, et al., Nanotubos de TiO2 auto-organizados preparados em electrólitos de fluoreto de amónio contendo ácido acético, Electrochem. Comm. 7 (6) (2005) 576.

306.5. P. Albu, A. Ghicov, J.M. Macak, P. Schmuki, nanotubos de TiO2 anódicos de 250 µm de comprimento com auto-ordenação hexagonal, Physica. Status. Solidi. (RRL) 1 (2) (2007) R65.

307.5. Kubota, K. Johkura, K. Asanuma, Y. Okouchi, N. Ogiwara, K. Sasaki, et al., Titanium oxide nanotubes for bone regeneration, J. Mater. Sci. Mater. Med. 15 (9)(2004)1031.

308.5. J. Seunghan Oh, Nanotubos de óxido de titânio com morfologia controlada para melhorar o crescimento ósseo, Mater. Sci. Engg. C 26 (2006) 1301.

309. K.S. Brammer, S. Oh, C.J. Cobb, L.M. Bjursten, H. van der Heyde, S. Jin, Melhoria da funcionalidade de formação de osso na superfície de nanotubos de TiO2 com controlo de diâmetro, Ata Biomater. 5 (8) (2009) 3215.

310. S.N. Khan, J.M. Lane, The use of recombinant human bone morphogenetic protein-2 (rhBMP-2) in orthopaedic applications, Expert. Opin. Biol. Ther. 4 (5) (2004) 741.

311. G. Balasundaram, C. Yao, T.J. Webster, TiO2 nanotubes functionalized with regions of bone morphogenetic protein-2 increases osteoblast adhesion, J. Biomed. Mater. Res. A 84 (2) (2008) 447.

312. K.C. Popat, M. Eltgroth, T.J. Latempa, C.A. Grimes, T.A. Desai, Diminuição da adesão de Staphylococcus epidermis e aumento da funcionalidade dos osteoblastos em nanotubos de titânia carregados com antibióticos, Biomaterials 28 (32) (2007) 4880.

313. G. Eaninwene, 2nd, C. Yao, T.J. Webster, Enhanced osteoblast adhesion to drug- coated anodized nanotubular titanium surfaces, Int. J. Nanomed. 3 (2) (2008) 257.

314. C. von Wilmowsky, S. Bauer, R. Lutz, M. Meisel, F.W. Neukam, T. Toyoshima, et al., In-vivo evaluation of anodic TiO2 nanotubes: an

experimental study in the pig, J. Biomed. Mater. Res. B Appl. Biomater. 89 (1) (2009) 165.

315.L.M. Bjursten, L. Rasmusson, S. Oh, G.C. Smith, K.S. Brammer, S. Jin, Titanium dioxide nanotubes enhance bone bonding in-vivo, J. Biomed. Mater. Res. A. (2009)

316.A. Ghicov, S. Aldabergerova, H. Tsuchiya, P. Schmuki, TiO2-Nb2O5 nanotubes with electrochemically tunable morphologies, Angew. Chem. Int. Ed. 45 (42) (2006) 6993.

317.K. Yasuda, P. Schmuki, Formação de camadas auto-organizadas de nanotubos de titanato de zircónio por anodização de ligas, Adv. Mater. 19 (13) (2007) 1757.

318.J.M. Macak, H. Tsuchiya, L. Taveira, A. Ghicov, P. Schmuki, Camadas de óxido nanotubulares auto-organizadas em Ti-6Al-7Nb e Ti-6Al-4V formadas por anodização em soluções de NH4F, J. Biomed. Mater. Res. A 75 (4) (2005) 928.

319.Zohaib Khurshid Avanços em nanotecnologia para materiais de odontologia de restauração 2015, 8, 717-731

320.Lakshmi sree, Balasubramanian e Deepa (2013) Nanotecnologia em Odontologia - Uma Revisão. Jornal Internacional de Ciência e Investigação Dentária, 1, 40-44.

321.Panchali B, Anam M, Jahirul m, Meryam SR, Ragini M. Nanopartículas e suas aplicações em Ortodontia. Adv Dent & Oral 0010 Health. 2016; 2(2): 555584

322. Samorodnitzky Naveh GR, Redlich M, Rapport L, Feldman Y, Tenne R (2009) Inorganic fullerene-like tungsten disulfide nanocoating for friction reduction of Nickel-Titanium alloy. Nanomedicine (Lond) 4(8): 943-950.

3 23.Samorodnitzky Naveh GR, Redlich M, Rapoport L, Feldman Y, Tenne R (2009) Inorganic fullerene-like tungsten disulfide nanocoating for friction reduction of nickel-titanium alloys. Nanomedicine (Lond) 4(8): 943-950.

324.WeiWang et al Recent Applications of Nanomaterials in Prosthodontics Journal of Nanomaterials Volume 2015, Artigo ID 408643, 11 páginas

325. M. Dorkhan, T. Yücel-Lindberg, J. Hall, G. Svensater e J. R. Davies, "Adherence of human oral keratinocytes and gingival fibroblasts to nanostructured titanium surfaces", *BMC Oral Health,* vol. 14, n.º 1, artigo 75, 2014.

326. G. B. Lan, M. Li, e Y. Zhang, "Effects of a nano-textured titanium surface on murine preosteoblasts," *Orthopedic Journal of China,* vol. 21, no. 23, 2013

327. C. Yao, V. Perla, J. L. McKenzie, E. B. Slamovich, e T. J. Webster, "Anodized Ti and Ti6Al4V possessing nanometer surface features enhances osteoblast adhesion," *Journal of BiomedicalNanotechnology,* vol. 1, no. 1, pp. 68-73, 2005.

328. C. H. Li, Y. L. Hou, Z. R. Liu, e Y. C. Ding, "Investigation into temperature field of nano-zirconia ceramics precision grinding," *International Journal of Abrasive Technology*, vol. 4, no. 1, pp. 77-89, 2011.

329. Ensanya Ali Abou Neel Nanotecnologia em medicina dentária: prevenção, diagnóstico e terapia International Journal of Nanomedicine 2015:10 6371-6394

330. Ruchi Gupta et al Recent Advances in the Field of Nanotechnology: A Review. IOSR Journal of Dental and Medical Sciences (IOSR-JDMS) e-ISSN: 2279-0853, p-ISSN: 2279-0861.Volume 16, Issue 1 Ver. XI (janeiro. 2017), PP 14-18

331. Satyanarayana TSV, Rai R. Nanotecnologia: The future. J Interdiscip Dent 2011;1:93-100.

332. Gupta S, Rakesh K, Gupta OP, Khanna S, Pawar A, Verma Y. Papel da nanotecnologia e das nanopartículas na medicina dentária. Ind J Res Dent 2013;3:95-101.

333. Kumar PS, Kumar S, Savadi RS, John J. Nanodentistry: Uma Mudança de Paradigma - da Ficção à Realidade. Ind Prosthodont Soc 2011; 11(1):1-6.

334. Kaehler T. Nanotecnologia: Conceitos básicos e definições. ClinChem 1994; 15(9): 1797-1799.

335. Mitra SB, Wu D, Holmes BN. Uma aplicação da nanotecnologia em materiais dentários avançados. J Am Dent Assoc 2003;134:1382-1390.

336. Kumar RS, Vijayalakshmi R. Nanotecnologia em medicina dentária. Ind J Dent Res 2006;17(2):62-65.

337. Ingle E, Gopal S. Nanodentistry :Hype or Hope. J Oral Health Com Dent 2011;5(2):64-67.

338. HamoudaI M. Perspectivas actuais das nanopartículas em biomateriais médicos e dentários. J Biomed Res 2012;26(3):143-151.

339. Bhavikatti SK, Bhardwaj S, Prabhuji MLV. Aplicação atual da

nanotecnologia em medicina dentária: areview.Gen Dent 2014;8:12-77.

340. El Bialy TH, El Moneim Zaki A, Evans CA (2003) Efeito do ultrassom na formação e erupção do incisivo mandibular de coelho após osteodistração mandibular. Am J Orthod Dentofacial Orthop 124(4): 427-434

341. Kasraei S, Sami L, Hendi S, Alikhani MY, Rezaei-Soufi L, Khamverdi Z. Propriedades antibacterianas de resinas compostas que incorporam nanopartículas de prata e óxido de zinco em Streptococcus mutans e Lactobacillus. Restor Dent Endod. 2014;39(2):109-114.

342. Niu LN, Fang M, Jiao K, et al. Melhoramento de batedor de óxido de zinco tipo tetrápode de compósito de resina. J Dent Res. 2010;89(7):746-750.

343. Memarzadeh K, Sharili AS, Huang J, Rawlinson SC, Allaker RP. Óxido de zinco nanoparticulado como material de revestimento para implantes ortopédicos e dentários. J Biomed Mater Res A. 2015;103(3):981-989.

344. Javidi M, Zarei M, Naghavi N, Mortazavi M, Nejat AH. Nano-partículas de óxido de zinco como selante em endodontia e sua capacidade de selamento. Contemp Clin Dent. 2014;5(1):20- 24.

345. Frohlich E, Roblegg E. Models for oral uptake of nanoparticles in consumer products. Toxicology. 2012;291(1-3):10-17.

346. Keelan JA. Nanotoxicology: nanoparticles versus the placenta. Nat Nanotechnol. 2011;6(5):263-264.

347. Shimizu M, Tainaka H, Oba T, Mizuo K, Umezawa M, Takeda K. A exposição materna a dióxido de titânio nanoparticulado durante o período pré-natal altera a expressão de genes relacionados com o desenvolvimento do cérebro no rato. Part Fibre Toxicol. 2009;6:20.

348. Lu S, Duffin R, Poland C, et al. Efficacy of simple short-term in vitro assays for predicting the potential of metal oxide nanoparticles to cause pulmonary inflammation. Environ Health Perspect. 2009;117(2): 241-247.

349. Lee CM, Jeong HJ, Yun KN, et al. Imagiologia ótica para rastrear nanopartículas de óxido de zinco fluorescentes no infravermelho próximo após exposição oral. Int J Nanomedicine. 2012;7:3203-3209.

350. Wang Y, Chen Z, Ba T, et al. Suscetibilidade de ratos jovens e adultos à toxicidade oral de nanopartículas de dióxido de titânio. Small. 2013;9(9-10): 1742-1752.

351. Stern ST, McNeil SE. Nanotechnology safety concerns revisited. Toxicol Sci. 2008;101(1):4-21.

352. Medina C, Santos-Martinez MJ, Radomski A, Corrigan OI, Radomski MW. Nanopartículas: significado farmacológico e toxicológico. Br J Pharmacol. 2007;150(5):552-558.

353. Adamcakova-Dodd A, Stebounova LV, Kim JS, et al. Toxicity assessment of zinc oxide nanoparticles using sub-acute and sub-chronic murine inhalation models. Parte Fibre Toxicol. 2014;11:15.

354. Ma L, Liu J, Li N, et al. Stress oxidativo no cérebro de ratinhos provocado por TiO2 nanoparticulado translocado entregue na cavidade abdominal. Biomaterials. 2010;31(1):99-105.

355. Nel A, Xia T, Madler L, Li N. Toxic potential of materials at the nanolevel. Science. 2006;311(5761):622-627.

356. Vilella A, Tosi G, Grabrucker AM, et al. Insight on the fate of CNStargeted

nanoparticles. Parte I: Captação e distribuição específicas de células dependentes de Rab5. J Control Release. 2014;174:195-201.

357. Amara S, Ben-Slama I, Mrad I, et al. A exposição aguda a nanopartículas de óxido de zinco não afecta a capacidade cognitiva e os níveis de neurotransmissores em ratos adultos. Nanotoxicologia. 2014;8(suppl 1):208-215.

358. Zhang L, Bai R, Li B, et al. As partículas de TiO2 rutilo exercem retenção e lesões dependentes do tamanho e do revestimento da superfície no cérebro murino. Toxicol Lett. 2011;207(1):73-81.

359. Kumar V, Kumari A, Guleria P, Yadav SK. Evaluating the toxicity of selected types of nanochemicals (Avaliação da toxicidade de tipos selecionados de produtos nanoquímicos). Rev Environ Contam T. 2012;215: 39-121.

360. Li Y, Li J, Yin J, et al. Influência sistemática induzida por dióxido de titânio de 3 nm após instilação intratraqueal em ratinhos. J Nanosci Nanotechno. 2010;10(12):8544-8549.

361. Ze Y, Hu R, Wang X, et al. Neurotoxicidade e perfil de expressão de genes em ratos com lesões cerebrais causadas pela exposição a nanopartículas de dióxido de titânio. J Biomed Mater Res A. 2014;102(2):470-478.

362. Kwon JT, Seo GB, Jo, et al. As nanopartículas de alumínio induzem a ativação de ERK e p38MAPK no cérebro de ratos. Toxicol Res. 2013;29(3): 181-185.

363. Marano F, Hussain S, Rodrigues-Lima F, Baeza-Squiban A, Boland S. Nanoparticles: molecular targets and cell signalling. Arch Toxicol. 2011;85(7):733-741.

364. Shrivastava R, Raza S, Yadav A, Kushwaha P, Flora SJS. Effects of sub-acute exposure to TiO2 , ZnO and Al2 O3 nanoparticles on oxidative stress and histological changes in mouse liver and brain. Drug Chem Toxicol. 2014;37(3):336-347.

365. Hu R, Zheng L, Zhang T, et al. Mecanismo molecular da apoptose do hipocampo de ratinhos após exposição a nanopartículas de dióxido de titânio. J Hazard Mater. 2011;191(1-3):32-40.

366. Win-Shwe TT, Fujimaki H. Nanopartículas e neurotoxicidade. Int J Mol Sci. 2011;12(9):6267-6280.

367. Choi J, Zheng QD, Katz HE, Guilarte TR. Absorção de nanopartículas à base de sílica e resposta celular por microglia primária. Environ Health Perspect. 2010;118(5):589-595.

368. Tobe EH. Mitochondrial dysfunction, oxidative stress, and major depressive disorder. Neuropsych Dis Treat. 2013;9:567-573.

369. Zhang Y, Yu CG, Huang GY, Wang CL, Wen LP. Vacuolização dependente do tamanho induzida por nano óxidos de terras raras: uma via independente da autofagia. Int J Nanomedicine. 201O;5:601-6O9.

370. Wu J, Sun JA, Xue Y. Envolvimento da ativação de JNK e P53 na paragem do ciclo celular G2/M e apoptose induzida por nanopartículas de dióxido de titânio em células neuronais. Toxicol Lett. 2010;199(3):269-276.

371. Liu SC, Xu LJ, Zhang T, Ren GG, Yang Z. Stress oxidativo e apoptose induzidos por dióxido de titânio nanosizado em células PC12. Toxicology. 2010;267(1-3):172- 177.

372. Valdiglesias V, Costa C, Kiliç G, et al. Citotoxicidade neuronal e genotoxicidade induzida por nanopartículas de óxido de zinco. Environ Int. 2013;55: 92-100.

373. Valdiglesias V, Costa C, Sharma V, et al. Estudo comparativo sobre os efeitos de dois tipos diferentes de nanopartículas de dióxido de titânio em células neuronais humanas. Food Chem Toxicol. 2013;57:352-361.

374. Xie HR, Hu LS, Li GY. Linha celular de neuroblastoma humano SH-SY5Y: modelo celular in vitro de neurónios dopaminérgicos na doença de Parkinson. Chin Med J (Engl). 2010;123(8):1086-1092.

375. Chiang HM, Xia Q, Zou X, et al. O ZnO à escala nanométrica induz citotoxicidade e danos no ADN em linhas celulares humanas e células neuronais primárias de ratos. J Nanosci Nanotechnol. 2012;12(3):2126-2135.

376. Zieminska E, Stafiej A, Struzynska L. The role of the glutamatergic NMDA recetor in nanosilver-evoked neurotoxicity in primary cultures of cerebellar granule cells. Toxicology. 2014;315:38-48.

377. Zhao J, Xu L, Zhang T, Ren G, Yang Z. Influências das nanopartículas de óxido de zinco nos neurónios piramidais CA3 do hipocampo do rato isolados de forma aguda. Neurotoxicology. 2009;30(2):220-230.

378. Liu Z, Ren G, Zhang T, Yang Z. Action potential changes associated with the inhibitory effects on voltage-gated sodium current of hippocampal CA1 neurons by silver nanoparticles. Toxicology. 2009;264(3):179-184.

379. Grabrucker AM, Garner CC, Boeckers TM, et al. Desenvolvimento de novas nanopartículas carregadas com Zn2+ concebidas para a libertação de fármacos orientados para o tipo de célula nos neurónios do SNC: evidências

in vitro. PLoS One. 2011;6(3): e17851.

380. Xu LJ, Zhao JX, Zhang T, Ren GG, Yang Z. Estudo in vitro sobre a influência das nanopartículas de CuO nas correntes de potássio dos neurónios piramidais CA1 do hipocampo do rato. Environ Toxicol. 2009;24(3):211-217.

381. Yang Z, Liu ZW, Allaker RP, et al. A review of nanoparticle functionality and toxicity on the central nervous system (Uma revisão da funcionalidade e toxicidade das nanopartículas no sistema nervoso central). J R Soc Interface. 2010;7(suppl 4):S411- S422.

382. K. Donaldson, V. Stone, Nanoscience fact versus fiction, ACM (2004) 113. Texto integral (ABI/INFORM. ProQuest).

383. A.J. Clarkson, D.A. Buckingham, A.J. Rogers, A.G. Blackman, C.R. Clark, Nanostructured ceramics in medical devices: applications and prospects, JOM 56 (10) (2004) 38-43 doi: 10.1007/s11837-004-0289-x.

384. A. Silva Gabriel, Introdução à nanotecnologia e suas aplicações na medicina, Surg. Neurol. 61.3 (2004) 216-220 http://www.sciencedirect.com/view?cchp87- a2article.pdf, 5 de novembro de 2006.

385. M.J. Perkel, The ups and downs of nanobiotech, The Scientist (2004) 1-8. http://www.the-scientist.com/2004/08/30/14/1, 12 de novembro de 2006.

386. H. Roman, Micro and nanotechnology-the next big tiny thing?, Mercer Business (2005) 1-4 http://findarticles.com/p/articles/mi_qa3697/is_200501/ai_n9521342, 12 de novembro de 2006.

387. R. Adhikari, Nanobiotechnology: Will it deliver?, Healthcare Purchasing News

(2005) 1-3

http://findarticles.com/p/%20articles/mi_m0BPC/is_1_29/ai_n8708476 L, 12

novembro de 2006.

388. L. Tan, D. Chen, H. Liu, F. Tang, A silica nanorattle with a mesoporous shell: an ideal nanoreactor for the preparation of tunable gold cores, Adv. Mater. 22 (2010) 4885-4889.

389. D. Bhowmik, Chiranjib,. Margret Chandira, K.K. Tripathi, K.P. Sampath Kumar, Nanomedicina - uma visão geral, Int. J. PharmTech Res. 2 (4) (2010) 2143-2151 CODEN (USA): IJPRIF ISSN : 0974-4304,

390. R. Weiss, Nanomedicine's promise is anything but tiny, Washington Post (2005) 1-3 http://www.washingtonpost.com/wp-dyn/articles/A49758-2005Jan30.html, 8 de novembro de 2006.

391. X. Yang, Nano- and microparticle-based imaging of cardiovascular interventions: overview, Radiology 243 (2) (2007) 340-347.

392. M. Simkó, U. Fiedeler, A. Gazsó, M. Nentwich, 2008, Einfluss von Nanopartikeln auf zellulare Funktionen. NanoTrust-Dossiers No. 007 epub.oeaw.ac.at/ita/nanotrust dossiers/dossier007.pdf.

393. htttp://www.aejtudes.club.fr/nano/nanocapsules.htm

394. http://www.ntp.com.cn/products.htm

395. R. Djalali, Young-fou Cgen e Hiroshi Matsui, A REVIEW ON

NANOTECHNOLOGY J. Am. Chem. Soc. (2002).

396. http://www.nanowerk.com/spotlight/spotid=17827.php

397. B. Gibbins, L. Warner, The role of antimicrobial silver nanotechnology, MDDI (8) (2005).

398. B. Gibbins, The antimicrobial benefits of silver and the relevance of microlattice technology, Ostomy Wound Manage. 49 (6) (2003) 5-6.

399. Ryan J.M. III, Silver Antimicrobial Nanotech: An Alternative to Antibiotic Use [online] (Longomont, CO: Ionic Fusion Corp; 2005, citado em 15 de abril de 2005).

400. Karthikeyan Subramani e Waqar Ahmed. Nanotecnologias emergentes em odontologia - materiais, processos e aplicações. Primeira edição 2012 Copyright © 2012 Elsevier Inc

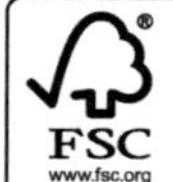

MIX
Papier aus verantwortungsvollen Quellen
Paper from responsible sources
FSC® C105338

Printed by Books on Demand GmbH, Norderstedt / Germany